U0001762

麥吉爾
腰背修復手冊

脊椎生物力學權威,
從評估成因, 到運動方法,
帶你找回核心的力量, 永遠脫離背痛。

BACK
MECHANIC

THE SECRETS TO A HEALTHY SPINE
YOUR DOCTOR ISN'T TELLING YOU

STUART McGILL
斯圖亞特・麥吉爾——著

何立安博士——推薦序
怪獸肌力及體能訓練中心總教官

賴泰屹老師——翻譯
美國運動醫學會NASM即時口譯講師,
粉絲專頁「背痛解析—Back Pain Explained」編輯

吳肇基醫師——審定
骨科專科醫師,粉絲專頁「大夫訓練」編輯

目錄

推薦序　　　　　　　　　　　　　　　　　　　　　　　5
救人無數的典範轉移／何立安

審訂序　　　　　　　　　　　　　　　　　　　　　　　9
寫給深受背部疼痛所苦，且求助無門的一般民眾的實用書籍／吳肇基

譯者序　　　　　　　　　　　　　　　　　　　　　　　13
以一般大眾能理解的方式，讓你找出背痛開關的實證之書。／賴泰屹

致謝　　　　　　　　　　　　　　　　　　　　　　　　17

如何從此書得到最大的收穫　　　　　　　　　　　　　19

前言　打造健康的脊椎──那些醫生沒說的祕密　　　　21

第一部　「為何是我？」搞懂你的背痛

第一章　破解迷思　　　　　　　　　　　　　　　　　　27

第二章　回歸基礎──認識你的背，以及導致疼痛的根源　　45

第三章　你需要手術嗎？──必要的確認清單　　　　　　81

第四章　背部法則──背部健康的規則與指引　　　　　　91

第二部　自我評估：找出你背痛的原因

第五章　用「麥吉爾系統」來找出你的疼痛開關　　　　101

第六章　自我評估　　　　　　　　　　　　　　　　　105

第三部　修復工作：打造無痛的活動

第七章　移除背痛的原因：學會基本的動作工具　　　　139

第八章　脊椎衛生：拓展你的無痛能力　　　　165

第九章　建構高耐受力的背部：沒得妥協的「核心大三」運動　　　　183

第十章　行走計畫——天然的背部鎮痛膏　　　　205

第十一章　核心訓練計畫　　　　211

第十二章　回復重整髖關節　　　　215

第十三章　下一個階段的訓練：恢復充滿活力的生活形態　　　　223

第四部　微調身體機能以達到最佳表現

第十四章　特殊狀況的考量：坐骨神經痛、胸椎後凸（駝背）、　　　　233

　　　　　脊椎側彎、椎管狹窄、體重過高及其他

第十五章　背痛的解方：個案研討以及運動計畫範本　　　　249

第十六章　與背痛修復專家的問與答：性愛，選擇床墊，　　　　267

　　　　　和其他你不敢問的事情

第十七章　結論　　　　281

詞彙表　　　　285

附錄　活動紀錄以及運動紀錄　　　　289

推薦序

救人無數的典範轉移

怪獸肌力及體能訓練中心總教官　何立安博士

　　麥吉爾教授，如果要稱他為本世紀最重要的運動科學家之一，應該一點都不為過。麥吉爾教授年輕時是一位熱愛運動的運動員，據他自己描述，他一直到大學都尚未立定志向，生平只愛運動，也因為對機械構造有興趣，曾經想過擔任水電技師，但在某次機緣巧合之下，他接觸了運動生物力學領域，這剛好符合了他對運動的熱愛以及對力學的興趣，因此決定以脊椎生物力學為其研究領域，殊不知這個機緣巧合，改變了人體運動科學領域。

　　身為現代人的你我或許會以為，人體早就在數百年的醫學發展當中被研究透徹，脊椎骨這個從人類有醫學概念就已經開始被研究的東西，在二十一世紀的今天還會發現什麼新鮮事呢？但實際上，科學對於脊椎的認識其實充滿了爭議和未定之論，無論是正常的脊椎適合怎樣的運動訓練，以及受傷的脊椎應該用怎樣的方式復原，至今仍充滿了矛盾和衝突的看法。

　　在多年的研究和教學生涯當中，麥吉爾教授用盡各種方法，研究脊椎這個神奇又複雜的東西，他嘗試過研究大體、動物樣本，並做了各種模擬的力學實驗，一連串的摸索和研究之後，對於脊椎的結構和功能有了驚人的發現。脊椎骨作為一個直立人體的中軸骨骼，本身卻是非常缺乏穩定性，多節段的結構看似提供了多方向的活動度，但也埋下了各種姿勢和動作背後潛在的風險，不當的姿勢和不當的動作如果破壞了脊椎該有的穩定

性，就可能導致各種大小疼痛，高反覆用力彎曲脊椎的動作，甚至可能造成結構性的損傷。

　　不穩定的脊椎，需要額外的穩定機制，才能夠讓身體發揮功能並且遠離疼痛，而依照人體軀幹錯綜複雜的肌肉結構來看，脊椎骨其實使用了非常巧妙的機制來穩定自己。想像一座會動的高塔，這座高塔由四面八方的鋼纜，透過巧妙的力學平衡來固定，隨著不同的移動方式和不同的動作，各條鋼纜會對高塔施予恰如其分的力道來維持穩定性。如果脊椎是這座高塔，那錯綜複雜的軀幹肌群就是這些鋼纜，而當肌群各自妥善用力之後，體腔的壓力也在呼吸的調控下，提供了脊椎強而有力的保護，整個軀幹可以暫時變成剛性的結構，讓人體產生動作或對抗外力時，可以保護脊椎不要發生不想要的形變。

　　這樣的發現，對於運動訓練產生了重大的影響，根據麥吉爾教授的研究，人們終於知道，脊椎雖然具備了活動的能力，但是必須是在受保護的情況下活動，主動反覆彎曲脊椎的運動如仰臥起坐，不但無助於提升脊椎穩定性，甚至可能直接造成脊椎傷害。保持脊椎中立姿勢，並且透過呼吸機制來穩固的脊椎，則可以透過循序漸進的阻力訓練，建立起身體的肌力和肌耐力。若訓練對脊椎造成的壓力已經接近滿載，也可以改換身體對抗阻力的方向，讓脊椎休息但仍持續對肌肉增加刺激。總而言之，強而有力的脊椎穩定機制，是提升運動表現和遠離背痛的重要因素，而適當的動作和正確的訓練，是維持脊椎長期好用的關鍵。

　　麥吉爾教授的研究在醫療上造成了更大的衝擊，下背痛在人類社會裡幾乎像流行感冒一樣常見，但是醫療上對於下背痛的治療往往未盡理想，許多背痛甚至因為無法明確探究出病根，因此被稱為「無特定原因的下背痛」，而這些被認為無特定原因的背痛，卻又往往被施予相同或類似的處方，例如止痛藥、物理治療或甚至是手術，這其中有許多人在診斷過程中並沒有經歷過任何功能性的檢測，就直接被依照造影技術取得的靜態影像

作出診斷，或是將一切不明的原因歸為退化。但實際上，許多的背痛可能來自另一大宗原因，就是脊椎的動作功能失調，換言之，在許多案例裡，透過影像醫學在脊椎上看到的細小損傷未必是「無特定原因的下背痛」的病因，錯誤使用脊椎的方式才是，錯誤的姿勢、力量以及移動方式導致脊椎產生不適，又因為神經系統的連結導致身體其他部位出現疼痛，這些在動作中才會發現的疼痛機制，在靜態的影像中很難顯現出來。

面對這樣的問題，麥吉爾教授採取功能性檢測的方式，清晰定義出各種不同疼痛發生的因素，更重要的是，依照這些發現，可以幫助患者歸納出無痛的動作機制，有了無痛的動作機制，就可以提供好的恢復環境，一但脫離疼痛，甚至可以再次發展出高功能的動作機制，這種檢測和訓練系統，讓許多因為腰傷而被認為無法再做激烈運動的優秀選手重返競技場，並取得佳績，更讓許多徘徊在手術邊緣的患者，有了不開刀的治療選項，從改變使用身體的方式和習慣著手，成功脫離了一度被認為無法治癒的惱人疼痛。

麥吉爾的學術成就大量發表在嚴謹的學術期刊和研究等級的教科書中，對運動科學、公共衛生和醫療領域產生了重大的影響，但是麥吉爾教授最終仍然希望，這樣的知識可以普及到一般民眾，因為許多醫療機構至今仍然堅持傳統的診療和處置方式，讓過去未曾被解決的問題一樣得不到解決。麥吉爾教授因此決定寫一本科普等級的背痛專書，這裡面不僅涵蓋了他的研究知識，也提供了他建議一般讀者可以學習的測試方法，讓讀者學會保持脊椎健康的生活方式，更重要的是，這是一本用通俗語言寫的書籍，避開了艱澀的專業術語，讓更多人能理解這些重要的知識。

雖然自學的知識無法完全取代正規醫療，但麥吉爾教授建議，面臨背痛問題時可以詳閱此書，並且帶著書本與自己的主治醫師討論各種解決問題的方法，他深切的希望更多醫師可以接觸到他的研究成果，幫助更多人用最有效的方式建構高功能的身體，並且用最無害的方式擺脫背痛。

審訂序

寫給深受背部疼痛所苦，
且求助無門的一般民眾的實用書籍

——骨科專科醫師，粉絲專頁「大夫訓練」編輯，吳肇基醫師

　　身為骨科醫師，經常要處理肌肉骨骼系統相關的疼痛問題，尤其是背部疼痛，更是其中最常見和最棘手的。棘手是因為診斷的困難，以及治療方法的不確定，但更重要的是，病患大多缺乏對於主動治療的自覺和配合。所以我一直想找一本書，能夠在門診有限的時間裡，提供實用的衛教，並且讓病患回家也能夠仔細的自行研讀。

　　麥吉爾醫師，是加拿大滑鐵盧大學的退休教授，專精於脊椎生物力學，對於背部疼痛的原因和預防，以及如何增進運動表現有獨到的研究。也許你還不認識麥吉爾醫師，但是你應該聽過他的一些理論，例如中軸穩定、四肢發力，以及核心肌群應該用等長收縮來訓練，而不是用讓脊椎反覆屈伸的仰臥起坐。在麥吉爾醫師的許多著作中，這本是專門寫給深受背部疼痛所苦，且求助無門的一般民眾。

　　一般病患求診，總認為醫生只要拍個 X 光，或者做更精密的影像檢查，例如核磁共振掃描，就可以按圖索驥，找出引發疼痛的真正原因。但是很可惜的，背部疼痛，尤其是慢性的背部疼痛，牽涉到生理、心理、社會等等多重因素，不是光靠影像檢查就能夠找出病因。

　　影像檢查上的異常發現，經常是最容易被注意到的焦點，非但不一定是造成疼痛的病灶，而且大多只是正常的老化現象，就像是長白頭髮、長皺紋一樣，很多人就算有這些異常，也不見得會感覺到疼痛。

　　由正確的診斷開始就如此困難，自然如何選擇正確的治療方法也就沒那麼容易。從止痛藥物、注射針劑、復健療程到各種玄妙偏方，久為疼痛所苦的慢性背痛病人，總是祈求有一種神奇療法，可以一勞永逸、毫不費力的解決疼痛問題。但在嘗試過各種治療都無效之後，往往會把最後的希望放在開刀。

　　開刀的問題在於，如果不能診斷出慢性背痛的真正病灶，又如何能執行正確的術式，確保開刀的效果？更何況，所謂嘗試過各種治療都無效，是真的嘗試過有用的治療而無效，還是只是嘗試過無用的治療而徒勞無功？開刀到底是最後正確的選擇？還是只是走投無路後，不得已的孤注一擲？

　　脊椎手術在有些病況下當然有其必要性，但是對於慢性背痛，手術後的結果往往不如預期。我在門診看過太多脊椎手術後依然疼痛難耐的病患，我也看過太多脊椎手術，只是為了治療影像檢查上的異常，而不是治療病人。尤其是現在脊椎手術所需要的自費醫材，動輒數十萬甚至上百萬，讓人不禁考慮這類手術是否真正有必要。

　　麥吉爾醫師認為，沒有所謂的非特異性下背痛，對於這類找不出明確病因的慢性背痛，並不是真的沒有病因，更不是因為病患的心理作用。導致背部疼痛的因素，不外乎姿勢、負荷、動作，只要病患能夠有自覺有意識的控制姿勢、調整負荷、練習動作，隨時保持良好的脊椎衛生，再加上每日練習核心穩定三大運動，避免脊椎不穩定的微動產生刺激而造成疼痛，逐漸降低對疼痛的敏感性，增加背部的耐受性，享有自由自在的無痛生活就指日可待。

　　當然麥吉爾醫師也遭受到一些判評，有人認為過度強調脊椎中立與核

心穩定，會讓病患太過擔心脊椎受傷，因而刻意維持「正確」的姿勢，反而會造成肌肉僵硬緊繃，讓疼痛更加嚴重，所以不需要刻意維持姿勢，要讓肌肉放鬆，如此才能緩解疼痛。但麥吉爾醫師則認為，一般的日常活動，核心肌群並不需要特別用力來穩定脊椎，因為實驗結果指出，只要不到10%的核心用力，就可以達到90%以上的穩定效果，肌肉過度緊繃反而會增加脊椎壓力，所以應該要訓練能在自然而然不需刻意用力的狀況下，就有穩定核心的能力。

有些人則認為心理因素才是慢性背痛的主因，所以批評麥吉爾醫師的理論只是根據生理結構的實驗，並沒有注意到心理層面。麥吉爾醫師認為，心理因素當然會影響疼痛，但是藉由訓練來增進對身體的控制能力，避開會產生疼痛的姿勢、負荷、動作，建立病人對自我控制的信心，其實在心理層面也是相當有助益。

這本書對慢性背痛的病患非常有幫助，提供了非常詳細實用的自我檢查和自我訓練方法。但最重要的，就是病患要能夠主動參與，而不只是想依靠別人的被動治療。這點也是我覺得最難達到的，因為在臨床上的經驗，有時就算做了詳細的衛教，希望病患回去之後能夠配合，但實際能做到的卻少之又少。

藥物、復健等等的被動治療，雖然有時能減緩症狀，但是治標不治本，只是提供一個窗口讓主動治療能夠介入，可是病患往往認為不會痛就是好了，忽略了要找出導致疼痛的根本原因，去主動的注意加以避免，去主動的訓練增加耐受力，反而讓背痛反覆發作，終於變成了難以根治的慢性背痛。

一次又一次的治療，一次又一次的手術，非但症狀常常沒有改善，甚至反而變得更糟。不管是生理影響心理，還是心理影響生理，慢性背痛的病患面對永無止境的疼痛，往往會心力交瘁，而感到人生毫無樂趣和希望。

　　期望藉由這本書,能讓醫療人士和病患更了解慢性背痛的原因和治療方法,避免浪費無謂的時間和精力,甚至動了不需要的手術卻依然疼痛不堪。只要依照書中的方法養成良好的脊椎衛生,用核心三大運動訓練脊椎穩定,如此一來,每個人都能夠擁有無痛的人生。

譯者序

以一般大眾能理解的方式，讓你找出背痛開關的實證之書。

——美國運動醫學會NASM即時口譯講師，賴泰屹老師

　　有位大學教授在他的脊椎研究室裡試著弄懂一個問題：「脊椎到底如何運作？」，然後開始了32年的實證科學研究。

　　過程中發現研究結果對醫界很有幫助，就寫了本教科書給醫界。

　　也發現這些研究結果與物理治療界、體能訓練界的動作控制和傷害預防在實務應用上有很大的契合，就寫了本教科書給訓練界。

　　因為這方法成功預防和治療背痛的機率很高（95%的患者成功避免了手術，並在6個月後仍然無痛）。為了幫助更多的人，這些知識不能只留給專家，就用淺顯易懂的文筆，濃縮萃取精簡龐大的知識，寫成此書給一般大眾。在不違背科學誠信的前提下，盡量避免過多的醫學用語，以幫助一般大眾能有方法來「自我修復背痛」。

　　這位教授就是斯圖亞特・麥吉爾，世界各地的政商名流、國家領袖、藝界、皇族、奧運選手、職業運動員、各種棘手到醫師認為只能開刀處理的疑難雜症，都到加拿大找他幫忙。甚至多國軍隊的訓練、跨國企業的生產線設計、也都聘他為顧問，好幾次成功幫大企業減少了產線上因背痛導致的員工病假，而大幅降低了保險給付的成本。也有因背傷被醫師宣判運動生涯已死的世界冠軍，透過這技術復原並又再次突破世界紀錄。

　　這位教授成立了兩間實驗室、一間背痛診所。診所裡遇到的難題常被拿回實驗室裡研究，再把解決方案運用到診所實務上。實務與理論不斷的交會循環，讓所有實務操作的技術都源自於實證理論的根基，也讓實證科學的理論在實務上有用武之地，形成正向循環。

　　分享一個小故事。

　　有人放了把釘耙在小明家門口。釘耙你知道，就是那個豬八戒的武器。小明早上出門一腳踩到了釘耙頭，釘耙的木棍彈了上來，啪的一聲K到小明的頭。小明感到頭痛，就去找家庭醫師，醫師說，這小事吃點止痛藥就好了。

　　第二天早上，小明又踩到了，頭又被K了一次。這次他去找物理治療醫師，醫師看著他腫起的頭說沒問題這很常見，幫你用增生療法打一針就好。

　　第三天小明再次踩到，他的頭又痛了。這次他去見骨科醫師，醫師說你這問題時好時壞，乾脆我幫你開刀一勞永逸，切除腫起來的部位就好了。

　　看到問題的源頭了嗎？其實小明該做的是把釘耙拿開，避免再次踩到。這釘耙就是引發背痛的開關，此書就是教我們如何找出背痛的開關，教我們如何移除這惱人的釘耙。

　　而所謂「引發背痛的開關」，大多與「姿勢」、「動作習慣」、以及「身體受力的多寡及角度」有關。因為：

1. 所有生物組織都有個基本程度的耐受力。這個耐受力隨著身體不良的使用而降低，也就是當所受壓力（應力）超出了組織的耐受力時，組織就開始抗議了（發炎、損傷等）。幸好，耐受力可透過肌

力訓練提升。

2. 我們的身體隨時隨地承受著地心引力及生活之中所受的壓力（或是說力學壓力〔mechanical stress〕）。我們可以透過改變姿勢、改變動作習慣、甚至運用呼吸技巧調整身體所受之應力，讓應力能分散、轉移（migrate stress），控制它不超出組織的耐受力。

常見病友們在社群網路上諮詢治療經驗。例如「椎間盤突出病友會」的社群每個月都會出現相似的問題。與其詢問：「我有椎間盤突出，一定要手術嗎？聽說復發機率很高？」、「拉單槓、拉腰、硬脊膜注射、震波、微創手術、融合手術、各式各樣的療法……有用嗎？」，我們真正該問的其實是：「我的椎間盤突出（或是任何病狀）是什麼原因導致的？」

換句話說：「引發我背痛的開關是什麼？」

背痛很多種，椎間盤突出也很多種，每個人身上的狀況都不一樣，每人當時的「引痛開關」也都不同。撇除少數特殊狀況，多數人的引痛開關多與1.姿勢、2.動作習慣、3.身體受力有關。所以解決問題就必須從這三件事情著手。

斯圖亞特・麥吉爾教授退休後，以上述的兩本教科書為根基，透過三門課開始傳承他這些寶貴的知識。2018年，我在墨爾本參加了第一門課。2019年在台北參加了另外兩門，也幸運的在課堂上認識了「大夫訓練」的吳醫師。很感謝堡壘文化的Wiz給我機會，能將斯圖亞特・麥吉爾教授的作品翻譯成書是我的榮幸。

真心希望此書能幫助到那些被醫療網漏接的病友們。

#McGillMethod

致謝

　　這是我的第三本書，原本以為可以越寫越輕鬆，沒想到比起前兩本書，這本寫的困難萬分，最大的挑戰在於把書盡量簡單化，卻又得保留自我修復背痛所需必不可少的細節。在不斷的自我衝突以及分析思考的矛盾中，我身邊的家人首當其衝，尤其是我的太太Kathryn。如同大多數的丈夫，扮演好這個角色對我來說也是現在進行式，我也只能說我每天都做得比昨天更好，也會努力讓明天的我比今天更好。

　　這本書是全球團隊合作的結晶。這些維妙維肖的插畫是由來自捷克布拉格的Jiri Hlavacek所繪製，他的圖解清晰地說明了姿勢及動作的精要；英文版封面設計則是由位於挪威哈瑪爾的天才圖像設計師Paal Hawk所繪製的心血。事實上曾經有兩位編輯幫忙修編我的手稿，但還是未能呈現出我的語感，要把我習慣的醫學用語轉為大眾容易理解的一般語言實在太困難了，我需要有人能幫我解決這個難題。有次我到洛杉磯出差，我打開目前定居在美國紐約的兒子約翰的電子郵件，信裡寫到：「爸，在廚房桌上看到你的手稿，我讀了第一章而且修改了，你覺得如何？」我當下在飯店房間內熱淚盈眶，踏破鐵鞋無覓處。原來我一直尋覓無獲的編輯，早已在我的身邊。兒子，謝謝你。

　　此書的內容，都是以來自於我們診所以及實驗室的嚴格科學實證為根基。我要感謝40多位研究生以及來自世界各地學者的學術貢獻，也要感謝所有曾來到我們大學診所尋求背痛諮詢的病患，您們也教導了我們寶貴的智慧。最後，我要感謝多年來不停要求我寫這本書的讀者，謝謝您們。

如何從此書得到最大的收穫

若我們將脊柱比喻為一台車子，將作者比喻為一位修車匠人，那這本書就如同一本汽車修復手冊。在學習如何自我診斷的過程、辨識哪種復原計畫適合自己的路上，這本書明確的指示將扮演你扎實的後盾。但不同於汽車修復手冊，建議你從頭到尾細讀這本書，不要像翻閱工具書一般只找跟自己有關的特定章節。事實上，若你受背痛所苦，整本書所有的細節你都適用！跟修車不同的是，修車只要換掉單一損壞的零件就能解決問題，但背痛的問題相對複雜許多，通常受影響的部位不會只有一個。當你可以針對你的脊柱狀況做出一些推論後，也許可以跳過某些你不適用的章節，但整體來說，我建議細讀整本書，從頭看到尾。您理解得越廣，就越能夠成功的修復背痛。

為了儘量提升閱讀後的記憶以及有效的運用此書，我甚至建議讀兩次！第一次邊讀邊消化這些內容，針對一些特別有用或是可以融入日常生活的小秘訣做些筆記。讀第二次時就動起來！穿上舒適的衣物，找個家裡的空間，邊讀邊練習診斷測試以及修復運動，這種讀透兩次的方法對於第二部的自我評估部分格外重要。

閱讀的過程，你會遇到跳出主文的兩種補充方格段落。這裡我們先來熟悉一下。

病患故事

　　三十多年來，來我辦公室找我解決背痛的病患多不勝數。在這類補充方格內我會分享真實發生過的病患案例，一些在他們恢復的路途上曾經幫助過他們的小技巧。當然基於隱私，故事裡幫他們換了名子。跟他們一樣，你很快就會有屬於自己復原故事。

來自頒獎台的智慧

　　我的職業生涯裡曾有許多機會讓我和各種不同層級的運動選手合作，從高中體育競技選手、頂尖職業隊伍，到奧運金牌得主都有。這一類的補充方格將分享這些優秀運動家的智慧及格言，涵蓋類別廣泛的多樣體育項目。當然，大多數人並沒有想要破世界紀錄，但這些運動家的經驗之所以寶貴，在於他們克服背痛的同時，也在運動生涯中持續不停的突破身體極限。從這些超越身體極限的經驗中萃取的智慧，能幫助到任何希望獲得脊椎健康的人。

　　重要的是，雖然有許多醫師熟悉我的研究與系統，但也有些醫師從未接觸過。閱讀這本書之時或讀完之後，我鼓勵你諮詢醫師時把這本書帶去，讓你和你的醫師在你當前的復原過程中能保有共識。

　　另外，若讀完本書之後發現你想更深入理解關於背部健康的研究理論，和對我們的研究室及研究發現感到興趣的話，我邀請你讀讀我的其他幾本著作。第一本書名是《*Low Back Disorders*》，第二本的書名是《*Ultimate Back Fitness and Performance*》。若你的目的只是單純的想要了解並解決自己的背痛問題，則此書足矣。我有信心當你精熟這本書後，你將能感受到我已把這背痛修復匠人的技能傳達給**台灣的讀者**。

斯圖亞特・麥吉爾教授
加拿大滑鐵盧大學

前言

打造健康的脊椎
──那些醫生沒說的祕密

　　你也許正在懷疑這本書到底有什麼特別之處？有關背痛的書不勝枚舉，這本書憑什麼能改變你的人生？答案很簡單：此書所有的內容都來自嚴謹的科學實證。解決背痛並不輕鬆簡單，曾有人強烈建議我寫像是「5招輕鬆解決背痛」之類的書，比較能吸引眾人目光，但這是既不正直也不真實的作法。我會引導你，但我需要你承諾會遵循這本針對台灣讀者的繁體中文版中的所有細節。

　　三十多年前當我剛踏入脊椎生物力學領域時，還是個菜鳥博士生，三十多年來，許多革命性的研究結果從我在滑鐵盧大學的研究室及診所裡誕生。我建立了聲望，吸引了世界各地的病患、醫師，以及科學家們前來尋求指導，而且早在電影《阿凡達》（Avatar）製作之前就開始運用動作捕捉（motion capture）科技。透過動作捕捉科技結合生理訊號監控的技術，我們開始理解身體是如何運作，以及疼痛是如何產生的。我的團隊採用了各種研究方法，比如研究大體的真實脊椎來解析受傷的機轉、從背痛病患身上研究背痛的起因、進行群體研究找出到底什麼方法有效，並定期與許多世界頂尖的運動員合作，包括UFC、NHL、NBA、NFL等職業聯盟、多個健力聯盟，極限運動，和一堆奧林匹克運動員。上述眾多的研究方法，幫助我們能不斷發掘出更好的方法來恢復身體能力，但為什麼要和

運動員合作？**開過法拉利才知道，頂尖的四輪科技與技術能有多大的可能性。**我們的發現讓我們可以完整修復嚴重損毀的脊椎，讓這些運動員能在嚴重傷勢後，還能再創新的世界紀錄！這就是不容忽視的實證。

許多人要求我，把教科書改寫成適合普羅大眾閱讀的版本，成功修復下背痛並非簡單的事，把這項技術簡化更是難上加難，不過這本書總算寫出來了。我已把多年來的研究發現濃縮為實證精華，直言背痛相關的事實、分析背痛的起因，以及修復背痛的有效計畫。我無需討好政治機構、醫療協會、藥廠或是手術器材公司，以及政府。此書可以找到你尋覓無獲的事實真相、可以找到你曾希望你的醫師能跟你說明清楚的步驟方法、以及找到那些你曾希望跟你說出「除了手術之外你別無選擇」的醫師，在說出這話之前就該擁有的科學知識。

不該，卻經常發生的，就是所謂的「醫療專家」通常太急著就想簡單打發背痛問題，他們會說「你下背的不舒服沒有根本原因」「背痛是你的心理因素」「你的改善機會不大，吃些止痛藥就好」，這些話聽起來熟悉嗎？我在這告訴你，會這麼說的人都是給了超出他們專業能力的建議。我每天都在聽病患跟我說這些他們曾被告知的誤導性建議，這些病患使用我的方法後，只花了幾週的時間就大幅好轉，有95%的讀者都能獲益。我就是能這麼肯定，因為我們追蹤所有我們治療過的病患。

此書會一步一步指引你讓脊椎恢復最佳狀態。你將會學習到：

1. 背痛的明確起因以及惡化方式，從椎間盤突出到坐骨神經痛。
2. 你有哪些日常動作可能會引發背痛，或讓背痛惡化。
3. 健康動作模式，幫助你生活無痛，可以持續做那些你喜愛的事。
4. 策略和運動方法，幫助你找回並持續擁有一個健康且健壯的脊椎。
5. 手術會讓你更好或更糟？一個絕對必要的手術前檢視清單。

　　這本書適合所有希望能夠再次走路有風的各位，不管是懷念能輕盈無痛，再次牽著狗狗散步的家庭主婦，還是受困於嚴重背痛，連下床都有困難的前美式足球選手。這兩種類型的病患我都親自處理過，讀完此書之後，你將會理解我的高成功率背後的科學原理，並且能將這項技術運用在自己身上。

　　你值得像以前一樣，能以輕鬆的動作坐到地上和孩子玩耍。難道，能好好的睡一覺不該是人類的基本需求嗎？而不會一翻身就痛到醒過來。跟目前身體的疼痛共存並不好玩，讓你的脊椎恢復功能需要紀律和決心，你將需要改掉一些以往的壞習慣，也需要建立一些新的習慣，你值得讓自己知道要如何安然無酸無痛的度過一整天。該是時候了，找回你人生的主導權；該是時候了，讓你的脊椎能重新開始；該是時候了，找回那走路有風的你。

　　我們開始吧！

第一部
「為何是我？」搞懂你的背痛

　　第一章探討你所聽過的一些關於背痛的方法與觀念，有哪些是對的，有哪些你可以相信？第二章說明你的背部構造，各部位的功能是什麼，以及是什麼導致背痛。依據你的學習偏好，可以選擇要先讀第一章或第二章。若你好奇為什麼以前試過的方法在你身上沒有效果，但在朋友身上卻很有幫助，可以先讀第一章。若你渴望深入理解你的背部構造是如何運作的，那就先讀第二章。

第一章

破解迷思

破解迷思

在第一章與第二章，我將釐清脊椎到底是什麼，以及脊椎如何運作，並且破除關於背痛常見的迷思，幫助我們釐清哪些是事實，以確保我們能夠達到一致的共識。不幸的是，你也許曾受到許多迷思所擾，無疑的這也是為何你還未能脫離疼痛苦海的原因。只有從頭開始建立基礎知識，才能進而學習如何自我評估和自我修復。

因背痛而就診時，許多醫師都只花太短的時間來評估病情，要不是根本就沒有做出診斷，要不就是只看了核磁共振（MRI）或電腦斷層（CT）影像就妄下結論。容我直說，這樣是個失敗的診察。光是看醫學影像就確認疼痛的原因，就如同只瞄一下汽車的外觀，沒有任何其他資訊，就想直接找出引擎無法發動的原因。就算有了診斷，例如坐骨神經痛或椎間盤突出，這類評估結果對病人來說卻沒有實質的幫助，無法指引病人走向痊癒之路。你從本書獲得的最重要觀念之一，就是我們不該只專注在疼痛的病名，而是轉而專注在實際導致症狀的原因，直接處理這些原因，才能讓我們邁向痊癒。

很可惜的是，醫療界並未把努力聚焦在這個觀念上，只想提出手術這種應急的建議，或是給予止痛藥這種逃避根本問題的方法。應該透過診斷來找出正確且精準的背痛原因，卻遭迷思與謬誤所取代。比如說，有些專家和書籍聲稱大部分的疼痛「都是在你腦袋裡的心理作用」。疼痛幾乎總是有生理性成因，忽視它，或是責怪自己都無法讓你減輕疼痛。對於用心理治療的方式來解決背痛，我會提出警告。社會心理（psychosocial）問題，比如病患是否喜愛自己的工作、或是病患是否神經兮兮，都會對疼痛產生影響，但這都不是真正的原因。就算你的醫師聲稱無法確認疼痛的原因，請相信，疼痛的原因絕對存在，而且可以被解決。

　　另一個常見的迷思是，你將會習慣背痛，反正痛習慣了之後就不會那麼痛了，以為隨著時間過去，對於疼痛的敏感度會降低。這完全錯了！實際情況恰恰相反，你越不正視這個疼痛越久，對這個疼痛就會越敏感。我們思考一下這個例子：假如我拿一個鐵鎚反覆敲我的大拇指，這會讓我的大拇指敏感化，也就是對痛覺越來越敏感。最後大拇指的組織會敏感到就算只是輕如手插口袋的碰觸，都可以令我痛不堪忍。到了這個地步，任何運動都已經無用，必須移除那把鐵鎚才行。本書針對修復背痛的第一步，就是移除那些導致疼痛的鐵鎚。你將能證明給自己看，用「無痛的動作」取代原本「會痛的動作」是做得到的。這才是真正解決問題的方法，讓你能逐漸降低疼痛敏感度，繼而逐漸增加你可以享受無痛的動作種類。

　　遺憾的是，當事實被迷思與錯誤資訊所壟罩，最後受害的都是病患自己。一次又一次治療失敗的經驗，會讓病患深信除了手術，沒有其它方法可以減輕他們的疼痛。這都會讓病患深感害怕，當他們聽到有些朋友必須依靠吃麻醉止痛藥來度日，更是令人感到惶恐不安。看不到希望令人絕望，背痛永遠不會好的想法，也在他們的腦海裡發芽生根。

　　是時候了，讓我們來區分事實與迷思，並建立起正確的事實、態度、方法及觀點，撥開遮住疼痛的迷思雲霧，用洞見透視以往失敗的原因，跟你的背痛直球對決。

常見的內心屏障

　　在邁向無痛生活的路上，我們時常自己設下了一些內心屏障，阻礙著我們的復原。讓我們先辨識幾個常見的內心屏障，以及幫助我們跨越屏障的建議：

　　屏障：試過物理治療後，我比以前更痛了。

跨越屏障：是時候該找位能理解引發你背痛的根本原因，並能直接處理的物理治療師了。甚至說不定透過此書的引導，你也可以靠自己做到。

屏障：每次我去健身後，得付出疼痛好幾天的代價。

跨越屏障：檢視三個部分：1.訓練的內容、2.引發你疼痛的開關、3.你在健身之外23個小時的活動，通常我們能從中找出相關性。然後我們可以「微調」這些使疼痛加劇的活動，來舒緩疼痛。更具體的做法會在後面章節詳述。

屏障：有人跟我說，這些疼痛都是心理作用。

跨越屏障：讓自己試試看，你是有能力做出一些無痛動作的。此書將教你如何增加這些無痛動作的種類，直到能長遠的治癒背痛。

屏障：很多人跟我說，只要正面思考就好。

跨越屏障：正面思考雖然是個好建議，但若是作為減輕疼痛的唯一工具，則很難有任何效果。要專心致力於找出並移除導致你疼痛的原因。

屏障：有醫療診所建議我，從1到10記錄我的疼痛指數。

跨越屏障：別把專注力放在疼痛，而是轉移到找尋並享受無痛的活動上。拜託把那個疼痛指數紀錄本丟掉。

區分事實與迷思

我們已經討論了兩個經常流傳的迷思，一個是誤以為背痛是心理作用，一個是以為隨著時間過去，會沖淡背痛（疼痛減敏）。接下來我們再討論幾個常見的迷思，導正錯誤，澄清事實。

迷思：當我遵從物理治療師的指示，還是無法治癒長年的背痛時，手術就是我最後的唯一方法了。

事實：有沒有聽過一句諺語，「當你拿著一把鐵鎚，眼裡看什麼都像是釘子」？多數外科醫師有種思維：只要你同意讓我把「疼痛切掉」，沒

有手術刀解決不了的問題。被切除的組織極少極少是導致背痛的唯一原因，往身體深處切向脊椎的手術過程中，原本健康的組織也常常會遭到切斷及破壞，少數更糟的情況，就是神經也不幸被切斷，這都將拖累未來的復健成效。此外，任何在手術中植入脊椎的金屬物件，都將導致局部的骨頭死亡，並使這個物件鬆脫。在這些案例裡的疼痛原因未被正視的情況下，手術的風險將遠高於可能的益處。這些手術案例，通常在幾年後都會復發，有著和之前相似的組織損傷，復發在前次手術部位的上方或下方，有些時候，原本的疼痛會再次出現，而且變得更痛，這些情況會讓外科醫師只能說「就這樣了，沒有什麼我幫得上忙的了。」多數這類病患，我都曾提供能針對他們各自疼痛原因的的復健運動，來解決他們的背痛，但有些病患因為手術的後遺症而嚴重失能，我也無能為力了。經由閱讀此書，你可以在決定動手術之前，先探索各種能避開手術的完美背痛修復方法。下一個章節將探討是否需要動手術的決定，以及如何判斷在什麼狀況和時機下，手術是真的絕對必要。

迷思：疼痛治療門診的醫師們可以幫我根除疼痛。

事實：「疼痛控制」如同字面的意思，就只是控制，只處理症狀，而不去針對和減輕導致疼痛的原因。因為疼痛是大腦中的一種神經知覺，疼痛治療門診提供的方法就是藥物和認知治療，通常會給予病患強力止痛藥，而這些藥物都很容易上癮。用藥物遮蓋疼痛，卻忽視真正重要的問題，這些都是我太常看到的病患故事，醫療體系令他們感到失望。

病患故事

　　Brad過度依賴他的止痛藥，已嚴重上癮。止痛藥就是疼痛治療中心所給的治療處方。醫師對於他的背痛幫不上忙，而給出這經典的誤診：「你的疼痛是心理作用」。因為有一隻腳非常疼痛，他甚至還被建議截肢。Brad來找我的時候承認他想自殺，他直說若這些令人

崩潰的痛都是他腦海裡幻想出來的，那他一定是瘋了，也就不值得活下去了。他跟我說，就一個禮拜，若我一個禮拜內無法減輕他的疼痛，他就自殺。給我壓力還真沒在客氣的。接下來的一週，在我們緊密的合作之下，我讓他理解他的疼痛是可以被治療的。結果發現，原來他疼痛萬分的腳其實很健康，問題出在有條神經在下背受到夾擠。我們針對這個原因治療，做法是避免脊椎前彎的動作模式，以及提升控制這動作的肌肉適能。接下來的三個月，他逐步克服了依賴嗎啡類止痛藥，轉而直接針對他的背痛狀況，重新拾回了他的人生掌控權。現在，他很開心能夠運用背部的所有功能，以及能夠繼續使用那隻外科醫師很想切掉的腳。

迷思：背痛可以在6至12週內治癒，保險公司的給付時期顯然就是證明。

事實：保險公司用來決定復原期長短所引述的研究，實際上是來自於鼠類的肌肉損傷實驗。相較之下，從人類的背部傷害研究裡可以看到，依據傷害的嚴重性，恢復的過程通常需要多方面手段的配合，而要真正癒合有時甚至長達10年。這不表示你必須再忍受10年的背痛，但這表示要維持無痛的日子，你會需要在一段較長的時間裡，控制好增加背部負荷的方式。

迷思：背痛是遺傳的。從我有記憶以來，我母親一直都有背痛，我一定也會這樣。

事實：有背痛不等於被判了終生徒刑，也並非你的宿命。雖然基因可能讓部分的人比較容易有背痛問題，但這可以治療，而且大多時候都可以避免。許多人以為背痛會隨著年齡增長而越來越糟，有趣的是，許多人到達退休年齡時，背痛反而減緩許多。他們都說最糟糕的狀況發生在30幾到40幾歲之間，隨著年紀增長，身體會自然的逐漸黏結背部關節，以

減少導致疼痛的微小動作。有多少年長者還在受背痛所困擾？事實上非常少。為了確保你不會成為那少數之一，現在就開始控制並消除你的疼痛吧！

迷思：椎間盤突出代表我的運動生涯已經毀滅。

事實：的確，受傷的椎間盤要復原，比起腿骨骨折更為不確定和棘手得多。大多數運動員普遍認為，所有傷害裡最不希望遇到的就是脊椎問題，但是只要進行正確的復原計畫，這些問題都是可以處理的。我時常和各種項目的頂尖運動選手合作，其中有數以百計能成功重回職業賽事，甚至重登奧林匹克的殿堂。這些選手都很聰明，雖然日常訓練和比賽帶來許多身體的壓力及損傷，他們都能理出一套自己的方法來控制背痛。當運動員以病人的身份和我合作時，我給了他們一組新的工具箱，讓他們能重建損壞的椎間盤，再次找回最高水準的運動表現能力，重回頂尖的競技殿堂。

來自頒獎台的智慧

一位破世界紀錄的奧林匹克舉重選手跟我分享了他的故事。為何在背部受傷之前，他從未破過任何世界紀錄，現在卻擁有三項世界紀錄。他的背傷成了他的「老師」，教了他這些分享給我的寶貴智慧。

「某種程度上來說，背傷是我的機遇。受傷迫使我必須養成絕對完美的技巧。我永遠無法再以隨意代償或是忽視瑕疵的動作來訓練，嗯，我是可以這麼做，但這樣會讓我的職業生涯徹底終結。」

當這位紀錄保持人重新開始訓練時，他發誓永遠不違反自己的「永不代償技巧」規則。他的運動表現突飛猛進，很快的就又突破兩次自己的世界紀錄。他沒有被背傷擊倒而被迫提早退休，而是轉化為動力奮發向上，變得更為優秀。

迷思：核磁共振（MRI）會提供醫生所需要的所有資訊，這樣一來，他就知道要怎麼治療我了。

事實：核磁共振（MRI）和電腦斷層（CT）能告訴我們的資訊，對於背痛的成因來說是相當有限的。這些背部「影像」顯示了所有的變化及特徵，其中可能是目前背痛的來源，也可能不是。背痛通常源自於功能性的問題，充滿缺陷的動作模式，一次又一次不斷的重複，漸漸導致背部組織越來越敏感，直到就算很輕的負荷，也會讓這些組織疼痛不堪。

我無法支持任何只看核磁共振／電腦斷層的影像，就斷言病患是否需要手術的學會組織。這類型的決策必須經由對評估以及治療背痛有研究的醫師，直接面對病患透過疼痛刺激測試來評估。一旦評估完確認必須手術（極少數的狀況），這些影像就很有參考價值。醫學影像必須只被當作是部分證據，用以建立起你的最佳復原計畫。

迷思：背痛與腿後肌群（膕繩肌）緊繃有關。

事實：我們的研究顯示，大多數情況下，緊繃的腿後肌群比較像是因背痛所導致的症狀，而非形成背痛的原因。有趣的是，背痛緩解後，腿後肌群就不那麼緊繃了。話說回來，當兩腿的腿後肌群緊繃程度有明顯差異時，這種不對稱的情況對於背痛會有輕微影響，尤其在運動員身上特別明顯。本書將會教你日常生活中的正確動作模式，像是綁鞋帶。你將學習到，就算是腿後肌群緊繃，你也可以用不影響脊椎的方式執行上述的動作。

迷思：在我的核磁共振影像上看到了深暗顏色椎間盤，這表示我得了「椎間盤退化性疾病」（degenerative disk disease）。

事實：絕大多數「椎間盤退化性疾病」案例都是誤診。在核磁共振或電腦斷層影像上所見到的深暗顏色椎間盤，是脊椎流失水份的跡象。就如同年齡逐漸增長，我們每個人的臉上自然會有皺紋，深暗顏色的椎間盤也是一樣。完全沒有必要把自然老化的現象貼上「退化性疾病」的標籤，這

樣對於病患後續的治療計劃也沒有幫助。然而，若眾多椎間盤中，只有其中一片呈現深暗顏色，那可能是因為傷害而非老化所造成的扁掉椎間盤。只要不去亂動（像是做瑜珈把身體擺成不自然的姿勢），這個椎間盤最終會隨著時間而變硬，疼痛也將會消失。核磁共振影像上看到的椎間盤顏色變黑，就是身體自我修復的過程。

迷思：躺在床上對於背痛是有益的。

事實：事實上，躺在床上太久會導致背痛。這裡說詳細一點，很少人知道我們早上剛起床時的身高會比晚上睡前高一點點，原因就在於椎間盤。椎間盤裡充滿了喜愛水份的密集蛋白質長鏈，用科學的說法，就是椎間盤有高度「親水性」（hydrophilic）。當我們平躺時，椎間盤會充滿液體，然後微微地把每個椎體間的距離撐開，使得整個脊椎變長。剛起床時我們的背部比較僵硬的原因，就是因為椎間盤如同快要被撐破的水球一般充飽了液體。早上起床後，我們的脊椎再次直立，椎間盤裡過多的水份就會開始滲出，起床後約一到二小時我們就會回復到正常的身高。這種自然的椎間盤消漲機制是健康的，可以幫助椎間盤獲取養分。但是當脊椎維持在平躺的姿勢太久，問題就來了。在床上躺了約八小時還算健康，可是超過太久容易導致椎間盤含水過多而腫脹，繼而造成椎間盤疼痛。為了背部好，限制躺在床上的時間有幫助，選對床墊也有幫助，這部分後面章節會再說明。

迷思：我每天去健身房健身，就能夠消除背痛。

事實：關鍵在於**對**的訓練可以保護下背，不然很可能是在摧毀下背。許多背痛病人都感到十分的困惑，他們明明很努力照顧好自己的身體，但為什麼那些「不運動的朋友」卻沒有背痛的問題。事實上，那些每天上健身房的人，健身的過程若沒有使用保護脊椎的技巧，反而會導致椎間盤的累積損傷。長時間坐著工作後，再去健身房不停地彎曲你的背部，加上每天日常活動的不當使用，比如說穿衣服或是整理花園，這些累加在一起，

就會造成椎間盤的部份纖維分層。那些「不運動的朋友」雖然坐一整天，但他們的椎間盤不像天天跑健身房的朋友那樣受到累加的刺激，所以不會因為每天久坐導致椎間盤損傷更加惡化。針對疼痛來說，沒有不當運動的脊椎說不定還好一點！但這不代表該停止去健身房健身，關鍵在於要改善你的不良動作模式，這樣才能在不讓脊椎受傷的情況下，享有健身的各種好處。

迷思：瑜珈和皮拉提斯是舒緩背痛的好方法。

事實：雖然許多醫生和物理治療師會基於這類運動的「治療」性質，而建議給他們的背痛病人，我們的研究結果並不支持這樣的說法，而且事實上是反對的。有些姿勢和動作可能有點幫助，或是在當下會讓你感覺舒服，但這兩種運動系統也有部分動作會讓你的背痛問題惡化。沒有一種運動方式對所有背痛病人都有幫助，我認為沒有確定背痛的原因，就籠統的開出讓病人去做瑜珈或是皮拉提斯這種運動處方，**是很不負責任的**。任何一項運動都有其道理，但必須針對個人狀況來修改。

對於皮拉提斯，我主要的意見在於這個系統倡導把脊椎弄平，平躺時用力「壓向」地面。這樣的刻意操作破壞了脊椎的自然弧度，把脊椎的自然弧度「弄直」並不健康，在許多人身上，這剛好是引發他們損傷的機制。有些人做這個動作時會感受到背痛似乎舒緩了的假象，這是因為引發了背部的伸展神經受器。事實上這種解脫轉瞬即逝，而且通常下一波的疼痛攻勢會更加劇烈，因為這個動作會帶給椎間盤應力。

另一個皮拉提斯的經典動作「捲身坐起」（Rollup），強調用一節一節捲曲脊椎的方式來做仰臥起坐。我們的科學實證顯示，要有健康的脊椎，應該要避免把仰臥起坐當作例行運動的一部分，然而「捲身坐起」這個動作根本是是雪上加霜，誇張強調一節節捲動脊椎的過程，會讓椎間盤承受不必要的負荷及損傷。真正的目標應該是要盡量減少脊椎的動作，讓髖關

節成為主要的動作軸心，這樣的原則才能讓背痛有機會舒緩。

　　如同我們之前說過的，建議治療性運動都必須根據精細評估的結果。許多醫師未經思考就建議皮拉提斯，相信未經證實的觀念，人云亦云的以為皮拉提斯對背部很好，必須停止這樣的錯誤觀念。但也別誤解我的意思，我曾在我開的臨床課程中遇過許多瑜珈以及皮拉提斯老師，他們有足夠的專業，能判斷什麼狀況的人適合什麼樣的動作。他們很清楚避開引發疼痛開關的重要性，並且調整動作以避免背痛惡化。關鍵重點在於，不管瑜珈或是皮拉提斯，只要能根據背痛病人來選擇和修改動作，都會有所幫助。但這兩種運動都不應該被當成「一體適用」的運動處方，來建議給所有的背痛病人。

病患故事：

有位瑜珈大師來找我諮詢。我問她什麼狀況會讓背痛加劇，她就坐到地上擺了個體位法，完全扭轉她的脊椎，維持了幾分鐘。接著她又花了一些時間，才有辦法在疼痛中重新站起。我說：「我想我知道是什麼導致妳的背痛了——就是做這個動作！」她完全無法相信。她以為她需要的是更努力的逼出更多活動度，然後她就崩潰了。她說傳統的瑜珈練習，追求的是透過移除身體的張力，來促進心靈的超越。我指出，比起嬌小骨架的人，她身體較大的骨架會承受到更多的脊椎應力，同樣的，反覆彎曲或扭轉不同粗細的樹枝，粗的樹枝會比細的更快被折斷。我覺得她來找我的時候，其實是期待能獲得我對於她瑜珈練習的認同，但唯一能幫助她恢復健康的，就是停止讓脊椎關節轉到最大極限幅度，以免讓已經過度敏感化的疼痛關節持續受到應力。她的人生與信仰受到了挑戰，情緒上，這對她來說是很難接受的。

迷思：伸展拉筋對於舒緩背痛有幫助。

事實：雖然好像全世界都認為伸展拉筋可以舒緩背痛，但這個遠古時代流傳下來的觀念需要接受檢視。

就像是「疼痛只有單一原因」這種不該存在的說法，「伸展對所有背痛的病人都有幫助」，也是不該存在的說詞。每個背痛的個案皆有所不同，因此每個個案需要哪種伸展，必須要非常非常的小心選擇以及量身訂作。很常看到治療師以增加背痛病人的脊椎活動度為最終目的，而完全錯誤的將伸展作為運動處方。大部分背痛病人所需要的剛好**相反**，他們需要獲得能夠控制背部穩定的能力。

生理上，把膝關節抬向胸口的動作，或類似的伸展都會引發「伸展反射」（stretch reflex）。這種神經現象可以降低疼痛的敏感度，對部分患者約有15至20分鐘左右的疼痛舒緩效果，是種短效但治標不治本的做法。問題出在當我們把脊椎擺放在這樣的姿勢，就是在刺激椎間盤，當這短暫的舒緩過後，會再次疼痛，而且通常會更痛。被誤導的病人會以為疼痛的唯一解法是「更努力伸展」，不了解事實上這樣會造成他們的疼痛，因此形成了惡性循環。治本關鍵就是打破這個惡性循環！

與其花時間精力做讓脊椎彎曲的伸展，不如轉而專注在學習穩定及控制脊椎。改變你每天的動作，讓脊椎盡可能隨時保持在「中立」位置，這樣是個好的開始。在邁向恢復的路途上，你的椎間盤將承受更少的壓力，疼痛將逐漸消失，活動度也將自然回復。

總結來說，伸展時，避免任何把膝蓋拉向胸口的動作。不過某些身體其它部位的伸展，對於朝向無痛之路前進的你也許會有些幫助，容我們之後再說。

迷思：我的朋友發誓說，他的背痛就是使用某種療法恢復的。他說的療法對我一定也有幫助。

事實：如之前所述，造成背痛的原因不會只有一種，也沒有任何萬能

療法可以一招打天下。治好你朋友背痛的療法在你身上可能有用，也可能沒用，因為你們的狀況大多時候不會一樣。之後的章節將聚焦在如何找出引發你疼痛的開關，再針對你的引痛開關對症下藥，找出最適合你的「療法」及「劑量」。

　　迷思：把肌肉練強壯，背痛就會好了。

　　事實：治療師很常在復健初期，就開始肌力訓練，只因為肌力是最容易提升的體能指標，而且又沒有太高的專業門檻。或是很奇妙的，他們居然決定把肌力當作失能程度的指標——這是由於申請保險補償相關的法律程序，是根據肌力喪失（或是失去動作能力）。由於受到誤導以為要努力增強背部肌力，使得太多病患經年累月都無法脫離病患的身份，但很多案例的訓練計畫都必須砍掉重練。我們可以把身體的肌力比喻為汽車的引擎，如果把一個500匹馬力的大引擎，放入一台老舊近乎報廢的中古車，然後高速暴力的試車會發生什麼事？老舊的車身結構與底盤懸吊，會無法承受這個強力引擎而支離破碎，只是時間問題。同理，當背痛病人訓練出相對於目前肌耐力程度不成比例的過大肌力時，傷害就在不遠的未來。我們測量過許多擁有強壯背的病人，都不斷獲得同樣的結果。

　　讓脊椎承載負荷，然後放任身體偏離健康的動作形式，結果就是導致背部受傷。需要足夠的肌耐力才能維持正確的動作模式，因此，要幫助有脊椎問題的病人復健時，建構肌耐力永遠都必須優先於建構肌力。只有當我們已經建構出足以維持健康動作模式的肌耐力，再加上足夠的穩定度及活動度後，才可開始更積極的肌力訓練。

來自頒獎台的智慧：

　　Mitch破過二次健力世界紀錄，而這項運動是比看誰能從地上舉起最重的重量。身體承受張力的部位遲早會撕裂，承受壓縮的部位遲早會被壓碎。他有一塊脊椎骨像是被劈裂的木柴一般，嘗試過幾次試

著加強這部位的復健都失敗後，他來到我們的診所。我們立即發現，他對於散漫的動作控制顯得毫不在意，這表示他一直在「摳傷口的結痂」，他努力不懈的嘗試重建肌力，反而造成他的傷勢每況愈下。不過，擁有高度成熟的專業紀律讓他擁有絕對優勢，他在我們指導半年下，進行了一項稱為「骨骼重建」（bone callousing）的計畫，專注於骨骼修復以及優良的動作模式，以減少他的關節壓力，如此而已，接下來他已經可以運用完美的動作模式，轉換至肌力訓練計畫，他只再花一年的時間，就重回競爭最激烈的比賽殿堂。我們已成功過無數次，足以證明這不是靠運氣。

迷思：工作強化計畫（Work Hardening Program）可以幫助所有背痛病人恢復工作能力。

事實：雖然這類計畫很受保險公司和勞工補償委員會的歡迎，但事實上這類計畫雖然幫助了一些病人，卻害了其他大部份。

工作強化計畫的設計目的，是逐漸增加病人對於疼痛的耐受性，直到他們能重回職場工作。其瑕疵在於，這個計畫的原理，是創造一個模擬工作的環境，每天逐步增加工作量，就可以增加勞工能承受的疼痛閾值。有些勞工可以恢復得不錯，能存活下來並重回職場，其它勞工則會因而受到更嚴重的組織損害，使得狀況更加惡化。這些勞工比較適合較為漸進的復原計畫，雖然需要更多耐心，但長期下來才能有較好的復原效果。然而，大多數工作強化計畫程序，都不允許依照個人調整進展速度，這違反了自然界與生物界的法則。工作強化計畫的有效性研究報告通常包含了「退出率」，因為背痛惡化無法完成工作強化計畫的病人，都被歸於此類，他們被貼上「不合格」的標籤，暗指這是病人自己的問題。事實上，因為給予的負荷已經超出病人當時可承受的能力，所以他們的背痛會更加惡化。計算整體成功率時，這些「退出」的個案通常不會被列入其中，所以無法反

映出真正的「成功率」。站在公司或是保險公司的立場，這樣的報告沒什麼問題，反正只要把不適用這個計畫的人貼上「不合格」的標籤，通常保險公司就無須再補償這些病人，對許多病人來說，被這樣對待是不對的，也不公平。

迷思：強力的背部有保護的能力。

事實：爆發力是「速度」與「力」的表現，簡單來說，就是非常用力的移動或彎曲脊椎。用脊椎製造爆發力有很大的問題，會增加受傷的機率，讓我們來分析說明。當脊椎必須高速移動或彎曲時，脊椎所受到的力（也可稱為**負荷**）必須要很低才能避免傷害，反之，當脊椎所受到的力很大的時候，速度必須保持越低越好，才能讓受傷機率減到最小。總之，脊椎的**爆發力**，或者說速度，與脊椎受力的關係，會決定你受傷的風險。分別只單獨研究受力，或是只單獨研究速度，只會讓我們無法看清真正危害我們背部問題的全貌。

迷思：健美訓練的運動可以幫助復建。

事實：健美的訓練原則實際上會「汙染」身體恢復。把肌肉練大，或是說練「肌肥大」並無法找回無痛的身體功能。

負責復健中阻力訓練的醫師或治療師，經常選擇針對單一肌群的**孤立肌群**動作，這些動作大多使用機械式器材。典型的建議是讓病人用各種類型的器材做阻力訓練，三組十下，每週三次。關鍵問題是：這些健美式的阻力訓練原則，真的能幫助強化這些病人的動作控制和肌肉控制能力嗎？答案是震耳欲聾的「不能」！

更糟的是運動處方裡的動作選擇。太常見到的狀況就是：背痛病人被建議要練很多組的仰臥推舉，這建議不只會引發疼痛，還無法建立讓身體無痛的動作能力。物理法則讓我們知道，站著的人大約能推動一半的自身體重，我見過有病人把仰臥推舉練到像超級英雄一樣強，卻推不開我們診所門口的鐵門，這個情況下，伏地挺身會是比仰臥推舉更好的替代選擇。

我們在實驗室裡測試過多不勝數訓練動作的力學原理及實際效益，因此我們能清楚的知道哪些訓練動作能夠幫助重建背部健康，哪些則會摧毀背部結構。之後的章節，你會學到有哪些訓練動作最適合你的背痛狀況。

迷思：我看到一個背痛研究這麼說：「什麼都沒用的，就忍耐吧。」

事實：面對背痛這麼複雜的問題，沒有任何單一研究能找出萬用的解決辦法。萬用解決方案的對照研究，只適用於同質性的主題，像是糖尿病，因為各種背痛的成因以及每位個案適用的治療方式都有巨大的差異，這類研究的結果大多會是沒有定論。研究會測試一種介入治療的方式，平均來看的結論是無顯著效果──有些病人變好，有些則變壞。但重點是有些病人變好了啊，這兩組病人有什麼不同呢？若我們能找出有效病人身上的相同變因，就能對照出這些症狀能適用於這類特定的治療方式。在研究各種背痛因果關係的過程中，這些年來陪伴著許多病人經歷過各種成功與失敗，我們整理出如何針對症狀採取適合療法的珍貴洞見，這些洞見會在書中的各個角落與各位分享。

迷思：有些防呆療法宣稱「7天治好你的背痛」或是「5招立刻無痛」，這些都是很有用的復健選擇。

事實：讀到這裡，我想我們已經建立好這個觀念：「一體適用的單純簡單療法並不存在」。一個受傷疼痛的背部，是不可能在一週內就神奇的治好的，就算在最好的情況，經過一些治療後你立刻**感覺**很棒，但只要觸發一次，引發你的疼痛開關，就會立刻回到原點，你的任務是經由健康的動作模式，來保持無痛並且讓這些受傷的組織有時間復原。遵從這本書給予的建議，你將與我曾經治療過的所有病人，以及我曾經教過數以千計的醫師治療過的病人一樣，永遠都不用再經歷任何一次急性的背痛。

總結

　　若你的醫師主要的治療方法是止痛藥物，那你需要不同專家的意見。

　　若你的治療師的治療方法是給你一張訓練動作的清單，你需要新的治療方法。

　　若你的脊骨神經醫師只幫你「推拿正骨」，而且你還需要一直回診，那你需要新的治療方法。

　　若你能做出無痛的動作，就能逐漸建立越來越多種無痛動作，進而達到無痛生活。你是可以被治好的。

第二章

回歸基礎

——認識你的背，以及導致疼痛的根源

回歸基礎
──認識你的背，以及導致疼痛的根源

　　讓我最難過的事情之一，就是聽病人跟我聊他們之前看醫生的故事。醫生要不只給了個概略的診斷（下背痛，吃些止痛藥吧），要不就是只做出一個對於接下來的治療很沒建設性的診斷，比如說「腰椎第五節有一些腰椎終板（modic）改變，或是椎管狹窄問題」，更糟的是診斷病人有椎間盤退化性疾病。以上這些情況都缺少一個關鍵要素，就是這些所謂醫學「專家」的診斷，並沒有幫助病人了解引導治療方向的受傷與疼痛基本機制。很多來找我的病人都不甚瞭解他們的脊椎是如何運作的，也不清楚脊椎在整個身體扮演的角色，以及這些知識對於每個人的背痛成因有何意義。大部分的時候，這些不甚理想的看診結果，也許與醫師需要每天看診超過40位病人有關，每位病人分配到的看診時間少於10分鐘，醫師被迫濃縮重要的評估及說明。也有些時候，我認為是因為這些醫師缺乏對於背痛真正的理解，坦白說，他們也許並沒有背部健康的知識和訓練，足以提供你所需要且應得的照護。

　　我們第一步要建立的觀念，就是脊椎並不是在血肉與器官間漂浮的獨立支柱，不像是多倫多的西恩塔，也不像是西雅圖和奧克蘭的瞭望塔。相反的，我們思考脊椎的模式可能更類似於無線電塔，這些高聳的金屬結構用鋼索拉線連結到地面以維持穩定。這些鋼索拉線的功能，就如同圍繞在脊柱的肌肉與韌帶，提供脊柱的力量和支撐，在我們的背部，這些「錨定」附著在脊椎的肌肉，也能幫助脊椎活動。如同身體能活動的任何部位，不管是手肘或是下顎，骨頭本身並不會產生動作，而是由附著其上的肌肉產生動作，這些肌肉之後會再詳述。

中立脊椎

　　脊椎從頭顱一路往下連結到骨盆，認識脊椎實際骨骼結構最好的方式，就是從它最自然的姿勢，也就是「中立」姿勢來看。這個姿勢是脊椎的「基準」，也就是所受應力最小的位置。當脊椎在中立位置時，最能承受每天生活中所施加的應力。

脊椎分成三個部份：頸部或稱為頸椎；中間部份為胸廓或是胸椎；以及下背部或稱為腰椎。當我們想要「坐直」，或是「站直」時，也許會以為應該要想像把脊椎拉長，像完美垂直的高塔一樣直，但是當我們想要把脊椎「弄直」的時候，實際上要做的是把脊椎「弄中立」。這代表良好的姿勢實際上必須涵蓋這三個自然弧線。頸椎、胸椎和腰椎的弧線分別為：

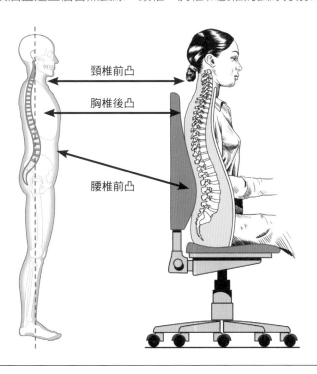

頸椎前凸

胸椎後凸

腰椎前凸

　　健康的脊椎在中立姿勢時，會有三個自然的弧線：

1. 頸部，或稱為**頸椎**（cervical spine），從頭顱後腔開始，約莫到頸部與軀幹的交接處，弧線些微往身體的前側突出，「醫學名詞為**前凸**（lordosis）」。
2. 中背部，或稱為**胸椎**（thoracic spine），從連接肩膀上緣的假想線開始，延伸到胸廓的下方，弧線往肺部後方突出，「醫學名詞為**後凸**（kyphosis）」。
3. 下背部，或稱為**腰椎**（lumbar spine），從胸廓下方開始延伸到穿越骨盆底，或稱為尾骨，弧線往前朝向腹腔器官突出。「這個弧線也稱為**前凸**」。

　　雖然背部活動是自然而且能促進組織健康的，但我們的脊椎最強壯、最能抵抗傷害、最有支撐力的姿勢就是脊椎中立。在這本書裡，我們會一直提到中立姿勢的概念。

骨骼與關節（脊椎骨與椎間盤）

　　脊柱是由一塊塊的**脊椎骨**（vertebra）堆疊而成，每一塊脊椎骨的結構都包含了稱為**棘突**（processes）的骨質突出物，是重要肌肉與韌帶的附著點。用手指順著背部中間往下摸的時候，摸到的一個個小凸點就是棘突，棘突往內數吋深才是實際的椎體。每個脊椎骨之間夾著**椎間盤**（discs），椎間盤不是骨頭，而像是每個脊椎骨之間的「墊片」。椎間盤的外層是由膠原纖維所組成的堅韌纖維環，同樣的材質也組成了身體的韌帶和肌腱。在纖維環的內部，每個椎間盤都有稱為**髓核**（nucleus）的膠狀物質，髓核在纖維環內像是一個受壓的「密封空間」，使其能夠承受彎

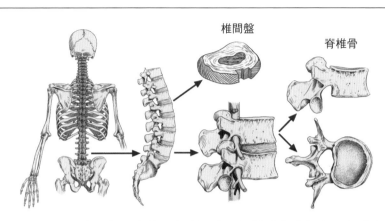

腰椎在下背部，由脊椎骨與椎間盤所組成，提供動作的能力。身體的主要
神經路徑經由脊椎中間的椎管，而每個關節都有出口讓神經根能夠穿出。
這就是受傷或是過度使用時，導致神經受到刺激或是夾擠的位置。脊椎骨
上的骨骼突出部位稱為骨突，是肌肉與韌帶附著處，這樣能有較好的槓桿
結構，可以讓脊柱有較好的動作和穩定。

曲，就像汽車輪胎有足夠的內壓才能撐起汽車的重量。脊椎真正的關節其
實在椎間盤後方，脊椎離內臟最遠的那側。這關節被稱為**小面關節**（facet
joints），每一個椎間盤都會對應兩個小面關節，脊椎的彎曲、扭轉都是脊
椎骨經由小面關節來移動。小面關節同時也承受**剪力**（shear force），就
如同身體其他關節，都是一塊骨頭在另一塊骨頭上方滑動，有助於做出流
暢的動作模式。

　　如果我們過度或是太常彎曲脊椎，最終椎間盤會裂掉，或是說「脫
層*」，再嚴重就會損毀。諷刺的是，脊椎越粗，則彎曲時的應力就越高，
椎間盤就越容易裂開──「纖細的柳枝，比粗壯的樹枝更能承受彎曲」。
這就是為什麼脊椎比較粗的人做仰臥起坐會更容易傷到背，而身形較小的

---

* 譯注：材料力學用詞，指纖維環層層分離導致髓核從縫隙溢出。

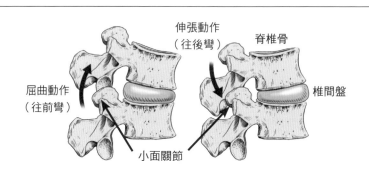

兩個脊椎骨加上一個椎間盤形成一個動作單位，許多動作單位形成整個脊椎。椎間盤內有受到加壓的膠狀物質，也就是髓核，這讓脊椎能夠承受負荷，也保有彎曲的能力。每個動作單位還有兩個小面關節能讓脊椎動作。脊椎過度的重複彎曲和扭轉，會刺激小面關節而引發疼痛，最終會導致關節炎。此外，椎間盤受傷時，也會加快小面關節的磨損。

人卻能夠撐得比較久——同一種運動方式對於不同體型的人，會有非常不同的影響！

神經

　　脊髓包在脊椎裡，從大腦沿著整條脊柱往下延伸，每節脊椎都有神經根穿出。這些神經根能傳遞疼痛訊息、控制動作、也控制身體各器官的功能。當脊椎受傷使得神經根受到刺激或夾擠時，除了導致背痛之外，也導致該神經根所支配的身體遠端部位產生疼痛及麻木感。有些情況不只會造成背部疼痛，同時也會導致臀部、腿部、與腳部疼痛，椎間盤突出和骨關節炎都屬於這些情況之一。

　　神經根從每節脊椎的關節位置，或是動作單位穿出。

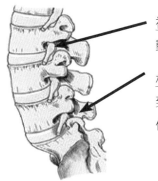

神經根從每節脊椎的關節位置，或是動作單位穿出。

椎間盤突出或是小面關節炎，都是導致局部疼痛，或是這條神經所經之任何部位疼痛的原因之一。

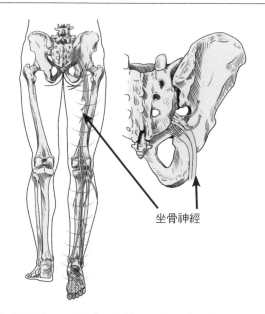

坐骨神經

由數條腰椎的神經根匯集而成的主要神經。坐骨神經由最下方的兩節腰椎穿出，受到刺激時，可能會導致在髖關節後側的臀部疼痛，往下延伸到後大腿、後小腿、腳踝，並通過腳部一直到腳趾。未呈現於圖示，上方三節腰椎穿出的神經根匯集而成股神經，受到刺激時，可能會造成大腿前側的放射性疼痛。這裡要說明的重點是，以上所有症狀，都是源自於腰椎的刺激或傷害。

　　椎間盤突出或是小面關節炎，都是導致局部疼痛，或是這條神經所經之任何部位疼痛的原因之一。

　　神經像繩子一樣，身體的動作會微微拉動整條神經。若神經受到夾擠，或是整條神經受到摩擦阻力而無法順暢滑動，疼痛往往隨之而來——本書的訓練動作是針對減緩神經刺激，以及常見的疼痛原因所設計。

　　受傷或是糟糕的動作，都會對神經產生力學性的刺激，因而增加神經的敏感度。我會引導你學會減少這些刺激，進而降低神經的敏感度。

肌肉

　　處理背痛最有效的方式，就是選擇良好的身體動作、姿勢、和負荷，為此我們必須要能理解肌肉到底是如何運作的，再來我們必須把專注力放在找出無痛的身體動作。為了能夠精準溝通，我們必須使用相同的術語，所以我需要先說明一些基礎且必要的解剖構造和解剖用詞用語。也許有些你已聽過，有些還沒，但是使用恰當的術語並且運用精準的語言，是為了幫你準備修復背痛所需的工具，讓你可以自我修復背痛的第一步，所以請容忍我的撈叨。

　　如先前所述，反覆彎曲脊椎，最終將導致椎間盤的纖維環脫層，其中重要的是肌肉所扮演的保護性角色。肌肉圍繞在脊椎週圍，這樣排列設計的主要功能是阻止脊椎動作。軀幹肌肉過於無力或是鬆弛，或是彼此之間無法平衡的狀況下，會產生背痛問題。

　　我們來看一下軀幹前方的腹壁與脊柱之間的關係。前腹壁有腹直肌，也就是我們常說的「六塊肌」，連接在腹直肌旁的，是構成側腹壁的腹斜肌，這種特殊的排列方式，形成圍繞著軀幹或核心的「圓箍」。透過工程力學的分析讓我們知道，這高明的結構設計成有如彈簧般作用，能儲存能量也能回彈的裝置，這個特色讓我們能夠投擲、腳踢、跳躍，甚至行走。

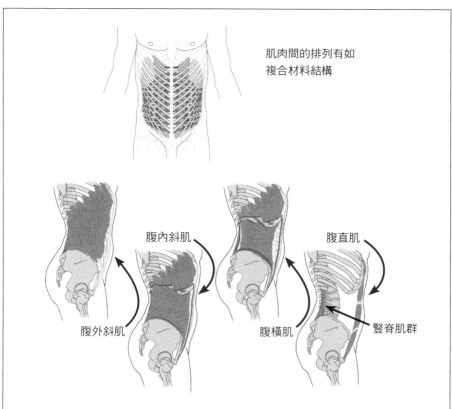

肌肉間的排列有如
複合材料結構

腹內斜肌

腹直肌

腹外斜肌

腹橫肌

豎脊肌群

以上是腹部肌群的正面與側面圖。一層層不同方向的排列，組合成一種類似夾板的複合材料結構，這結構能讓身體提升發力和增加剛性。這些肌群主要扮演著牽拉系統的角色[*]，讓脊椎能承受重量、控制動作、協助呼吸以及其他身體功能。理解這個原理後我們會知道，反覆的仰臥起坐無法提升減痛的功能，我們需要其他的訓練方法。

此設計適合讓有力的髖關節發力，而力量能透過如彈簧般儲存能量的核心傳遞，這樣可以保護脊椎，同時又能提升身體功能。

---

* 譯注：像是拉起帳棚或是電塔的鋼索。

　　許多受疼痛所苦的人都不懂得運用這個原理，也有許多人把這些核心肌群當作手臂上的肱二頭肌來訓練——也就是讓肌肉做大動作幅度的動作。這都是在犯嚴重的錯誤，而且是非常疼痛的錯誤。

　　背部的肌肉包括豎脊肌群（其中有多裂肌〔multifudus〕、最長肌〔longissimus〕、髂肋肌〔iliocostalis〕），腰方肌（quadratus lumborum）、背闊肌（latisimus dorsi）、菱形肌（rhomboids）、斜方肌（trapezius），以及許多更靠近脊椎的較小肌群。豎脊肌群提供身體前彎傾向的剛性與支

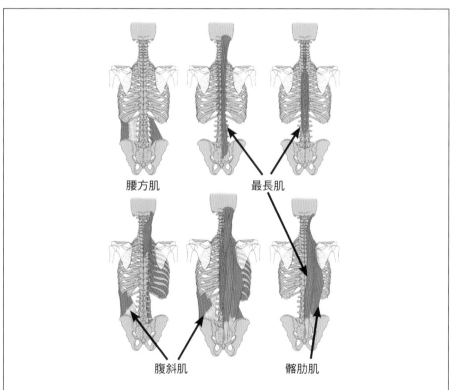

腰方肌　　　　最長肌

腹斜肌　　　　髂肋肌

背部肌群的排列設計，讓部分肌肉只跨越單一關節產生作用，其他肌肉則跨越數個關節產生作用。這種精彩的排列方式，為整體功能提升了相當高的效率。

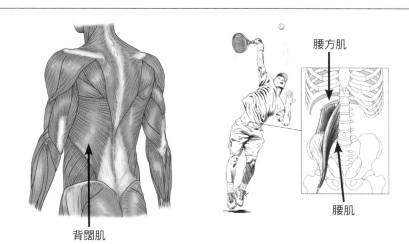

背闊肌

腰方肌

腰肌

背部肌群的協同作用可以提升彼此的功能，會讓整個系統相對於「各別肌肉的總和」更加強壯和有更好的剛性。後側的牽拉系統會幫助我們在某些狀況下阻止動作，以及在某些狀況下產生動作。這個系統會幫助承受剪力，確保我們能安全的移動重量。

腰方肌形成側向的牽拉系統，讓我們能夠行走以及做各種運動。腰肌讓髖關節能夠屈曲而不會傷害到脊椎。

撐，它們展現這項功能的同時，也能平衡掉一些脊柱所受的**剪力**。但是要做到這些，脊椎必須處於非彎曲的姿勢，也就是中立姿勢。要提升脊柱的耐受性與運動表現，背闊肌對於穩定脊椎扮演著至關重要的角色。把東西從地面拿起、把東西拉靠近身體、把東西提著行走，都需要一大群肌肉共同合作完成，背闊肌就是其中之一。

　　脊椎經由骨盆連結到腿部，這個區域的重要肌群有腰肌（psoas）、髂肌（iliacus）、以及跨越髖關節的肌群，如臀大肌（gluteal）、股四頭肌（quadricep）和腿後肌群（hamstring）。這些肌群雖然都獨一無二，卻也密不可分，它們雖然都能影響脊椎，也能經由髖關節移動大腿，但對於背

痛及髖關節痛的反應卻有所不同。比如說，疼痛會抑制髖關節伸張時的臀部肌群，導致腿後肌群需要承受多餘的負擔，這對背部與髖關節將有許多

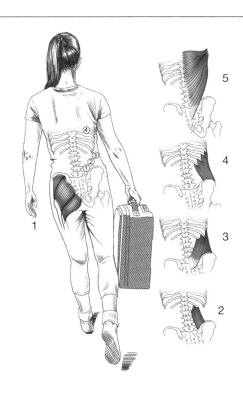

提著重物行走可以用來說明許多肌肉扮演的角色。臀部肌群支撐穩定著骨盆，才能讓腿擺盪跨步，臀部肌群也能讓髖關節伸張。腰方肌（2）在身體的另一側幫忙拉住骨盆。腹內斜肌（3）阻止骨盆傾斜，也幫忙限制軀幹旋轉，才能讓髖部產生有力的腿部擺盪。腹外斜肌（4）也扮演相同的角色，只是限制的是另一方向的旋轉。背闊肌（5）連結肩膀與脊椎，產生能控制脊椎彎曲的剛性。

只要上述任何一條肌肉無法完整發揮功能，背部就會出現代償，最終導致疼痛。

傷害性後果。具體來說，當腿後肌群反客為主，股骨（大腿骨）的頭部將會被推向髖關節的前方，導致深蹲時疼痛。這個例子說明了為什麼症狀經常有脈絡可循，也說明了為什麼背部的復健必須全盤思考，除了背部肌群之外，也需要將髖關節、肩關節、腿部與手臂列入考量。

沒有一條肌肉只發揮一種功能，因此，把單條肌肉認為是「脊椎伸張肌」的這種觀念，會誤導復健的安排，最重要的前提是，容易彎曲的脊柱必須先建立起剛性穩定後才能負重。肌肉之間必須透過各式各樣的分工合作，以確保有「剛好夠的穩定性」，只有如此，肌肉才能從合作中產生動作，並且承受負荷。肌肉經常跨越多個關節，這代表在這個關節所做出的動作，會受到另一個關節的動作所限制。不可能單純改變一條肌肉，而不會影響到整體肌肉結構這個「交響樂團」，同樣的，交響樂團裡所有團員都必須要用同樣的曲調、正確的音量、和正確的節奏演出。肌肉功能的運作也遵從著相同的規則。

一方面，這一切的運作看似錯綜複雜，甚至近似魔術般神奇，但另一方面，我們可以很輕易的辨識出因為疼痛而導致的不良動作習慣。我們可以透過相當容易的訓練動作，「重新學習」無痛的動作模式，這也凸顯出為何健美式的訓練法並不適用於減緩背痛，因為這樣無法建立起無痛模式的身體動作能力。這裡提供的訓練動作，都已經證實能夠建立良好的身體動作能力並維持均衡，以確保身體能無痛的發揮功能。

結締組織（Connective Tissues）

結締組織是由韌帶、關節囊、以及筋膜所組成，它們的作用是限制關節的末端動作幅度，至於筋膜則是將身體各部位連結在一起，但它們能做的遠超過這些。當關節經常處在動作幅度末端時，這些組織容易受到拉扯而開始疼痛，尤其是不斷反覆的動作和活動時。疼痛可能是局部性的，但

有些案例也會產生遠端症狀，這些疼痛的特性為，通常會不知不覺的開始，然後久久不癒。結締組織的疼痛既沒有明確的引發事件，也不會迅速復原，那樣的特性反倒比較像椎間盤突出。

　　筋膜是堅韌的薄片，看起來像是很多層的保鮮膜一層層包住肌肉和肌束。筋膜可能會導致肩膀、下背、髖部周圍令人「身心俱疲」的疼痛，特別的是，例如纖維肌痛症（fibromyalgia）之類的症候群，是筋膜被高度敏感化，可能是外傷導致大腦重新配置了神經敏感度因而引發疼痛。對於這類患者，我們比較成功的案例，都是從任何他們能做出的無痛動作，再慢慢有耐心的擴展無痛動作種類。基本上，這個方法是在重新教育大腦的無痛動作，來覆蓋疼痛的迴路。

病患故事

　　Dania來見我的時候才剛出獄。她親眼目睹丈夫慘遭殺害，內心因此飽受創傷，她受背痛所苦，但她「身心俱疲」的症狀卻比較符合纖維肌痛症。她被認為是假裝背痛、心理有問題而遭到輕忽，不過身體與心靈的創傷很常與纖維肌痛症有關。我帶她到辦公室外，觀察她在走廊上的步態，她的步態散發出一種人生被踐踏到谷底的氣場——肩膀塌陷，長期緊繃的背部肌肉造成筋攣疼痛。然後有位學生從轉角出現驚嚇到她，肌肉緊繃所形成的橫紋立即從她露出背心的肩膀上顯現了出來。她頭痛欲裂、背部疼痛萬分，整個人癱軟倒地。

　　慢慢的，我們教她簡單的無痛動作，並矯正她的姿勢，我們「教」她的神經系統如何做出更多的無痛動作。數個月後，雖然並未完全治癒，但她已經有更好的耐受性，然後能開始加入一些運動，且能再次昂首闊步。了解她獨特症狀的原因，才能引導整個治療方式朝向正確的方向，她以往的醫師都忽略了所有這些關鍵的變因，未能理解引發疼痛的根本原因。更糟的是，他們無法幫助她，卻指責她。

動作與負荷

　　這章將統合所有的基礎解剖概念，幫助我們了解背部是如何整體的運作。從這個段落開始，我們要介紹和解釋負荷的概念，也會提到剛性對比於活動度的概念，以及各種引發疼痛的動作模式。

什麼是負荷？

　　當我們拿起一個東西，或是推開一扇沈重的門，身體就會受力，這些是身體直接承受的負荷，不過更重要的是身體內部的負荷。若手上拿著2.2公斤（5磅），肘屈肌群必須要用力收縮才能維持這個姿勢，但肘屈肌群的作用力線比重物更靠近關節（約十五分之一）*，這表示肌肉的出力是實際重量的15倍，也就是34公斤（75磅）。因為肘屈肌群跨越了肘關節，表示有34公斤的力在擠壓肘關節。換句話說，肘關節承受著34公斤的負荷，卻只是用手拿起區區2.2公斤的重量。

　　所以，光是拿著一個23公斤（50磅）的重物，肘關節的骨骼就需要承受340公斤（750磅）的力（接近半噸）！這類受力放大作用也發生在脊椎。前屈用手撿起地上的東西時，背部的肌肉必須收縮，背部肌肉靠近脊椎，所以收縮時會在脊椎上施加相當大的力。光是空手前屈，脊椎就要承受接近三分之一噸的力！**這就是為什麼運用保護脊椎受力的技術至關重要——請讓要拿起的物品靠近身體，留意會導致過多脊椎負荷的反覆及持續的姿勢。**（後面章節會更詳細說明）

---

*　譯注：肌肉的作用力線到關節的距離，是重物到關節距離的大約十五分之一。

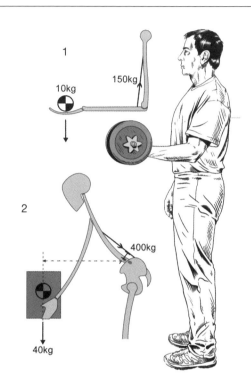

肘屈肌群施出150公斤的力，才能用手拿住10公斤的重量，因為這是種費力的槓桿類型（1）。這些肌群跨越肘關節，所以施加巨力在手肘上。同理，背部肌肉也施力在脊椎上（2）。手上的重物離脊椎越遠，背部肌肉的施力就越大，脊椎所承受的壓扁負荷（crushing load）也就越大。當以較遠離身體的距離抬起物品時，就算是輕的令人訝異的東西，也經常導致脊椎承受近乎半噸的壓縮負荷。這裡所要強調的重點，就是正確的動作技術至關重要。

姿勢是如何影響脊椎的負荷，以及如何導致疼痛

你的關節所受到的負荷及應力多寡，取決於你的姿勢和動作，你的疼痛都受到這些應力所影響。要能理解造成壓力、剪力、和彎曲力的原因，才能引導你做出避免疼痛的必要選擇。

壓力會擠壓關節，且大多來自於肌肉力量。這也是為什麼姿勢、動作選擇和運動選擇都非常重要的原因。

剪力與壓力的方向呈垂直，會造成關節相互摩擦，這是不穩定的動作跡象。剪力來自於某些身體所受的負荷和姿勢，但是脊椎姿勢選擇和肌肉解剖構造可以減少剪力。

前屈的時候，脊椎所受的剪力會增加，會因為剪力而引發疼痛的人應該避免這樣的動作。此外，對壓力較為敏感的人最好也避免往前彎曲，因為這會增加肌肉施力沿著壓力軸傳到脊椎的壓力。

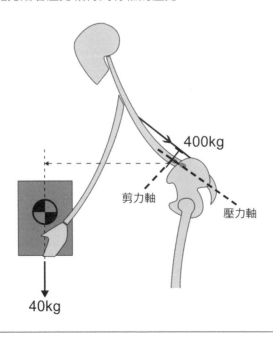

400kg

剪力軸

壓力軸

40kg

彎曲

　　脊椎彎曲時很像一根彎曲的桿子，椎間盤要變形才能做出脊椎彎曲的動作。想像拿一支曬衣架來反覆的彎曲凹折，最終會因為金屬疲勞而折斷，脊椎反覆彎曲時，也承受著相同的累積效應。最終，椎間盤的纖維環將會破損，內部的膠狀髓核也會滲出外圍。這是許多人疼痛的原因，特別是55歲以下的族群，避免這類型背痛的關鍵就是用屈髖取代前屈。**髖關節先天的設計就適合彎曲（球窩關節），而脊椎則像是一根有彈性的桿子，若過度反覆的彎曲就會導致疼痛。**

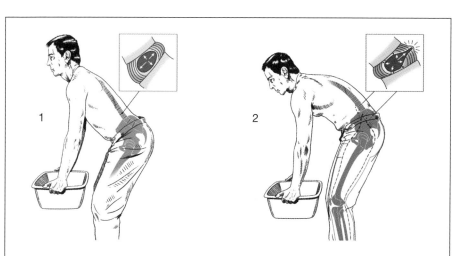

　　兩張圖的人正在做同樣的事：拿起一個小澡盆，但他們兩位背部受傷的風險卻非常不同。（1）留意他是用髖關節來屈曲或彎曲——他的脊椎並未彎曲，也沒有改變形狀。他的腰椎椎間盤維持著原本的楔型，並未改變形狀，也就沒有承受多餘的應力或風險。（2）相較於左圖，留意他選擇在彎曲一些髖關節的同時也彎曲脊椎。他的椎間盤彎曲，導致後方增加很大的應力，假以時日，這反覆的應力將導致椎間盤的髓核滲出外圍分層的纖維環，這就是椎間盤突出，避免**這個問題的策略，就是從髖關節做出屈曲動作！**

軀幹、背部的肌群，相較於四肢的肌群有本質上的不同

這些複雜的肌肉動作模式，都是由身體的中央電腦所控制，也就是我們的大腦。但是控制軀幹的肌群與控制四肢的肌群有本質上的不同，因為四肢的肌群產生動作，而軀幹肌群的主要功能是阻止動作。

簡單如走路的動作，如果沒有足夠的剛性及穩定性來防止脊椎動作，腿部將無法跨步移動，這樣才能「穩定住」骨盆，好讓一條腿支撐住身體的重量時，另一條腿能擺盪往前。若沒有腰方肌（腰椎兩旁的肌肉）幫助穩定軀幹和骨盆，腿就無法擺盪，行走也將變得異常困難。腰方肌既不會縮短，也不被拉長，而它被啟動的目的，只是建立剛性和防止脊椎與骨盆的動作。這就是為什麼以脊椎健康為目的來說，訓練這條肌肉時無需產生動作，這種特殊的訓練方式將在此書陳述。

> **病患故事**
>
> Dennis是位橄欖球選手，他只有在衝刺或是改變方向的時候會感到極度背痛。評估結果顯示，他的側棒式（side bridge）分數明顯低於棒式（plunk）以及鳥狗式（birddog）動作，這代表他的整體核心肌群缺乏橫向耐力，且腰方肌並未被訓練到跟上其他的核心肌群。使用「公事包行走」*的訓練動作，可以在不改變腰方肌長度的狀況下來訓練肌肉，完美針對他的疼痛機制。Dennis恢復了運動能力，並且充滿熱忱的重回球場，我之後會讓你了解這些細節。

我們來看看開門這個動作的相關力學機制：髖部和雙腿固定在地面，此時手臂往前伸並且抓住門把將門往後拉開，這樣上下半身連動的力，會造成脊椎的扭轉。不過軀幹的肌肉產生剛性，以抵抗這股扭轉的力，就能

---

* 譯注：「公事包行走」也常被稱為「單側農夫行走」。

避免脊椎扭轉。這個動作策略就稱之為「脊椎保護」（spine-sparing）。

因此，四肢肌肉所產生的肢體動作，都需要有穩定的軀幹。頂尖的運動表現能力就是以這個原理為根基，**那些放任脊椎彎曲，而不懂得充分運用髖關節活動以及發力優勢的人，不是會傷到背，就是運動能力會受到限制**。日常生活中的動作也適用這個原則，像是拉住門把將門打開那麼簡單的動作，只要軀幹的肌群沒有啟動來加以穩定，脊椎會因此被迫彎曲而承受應力，最終導致疼痛。

這代表的意義非凡。我們訓練核心來阻止動作，訓練肩膀和臀部來產生動作，這需要兩種截然不同的訓練哲學和方法。許多專家錯誤的運用相同的方式，來訓練這兩種截然相反的功能，這會導致疼痛、降低運動表現，甚至造成傷害。理想上，脊椎與軀幹要如同協調的芭蕾舞群一樣活動；我們追求的是由大動作幅度關節到各個肢體節段的最佳連結。

身體需要維持平衡：較弱的環節需要受到關注。身體的所有部位（包括脊椎），需要用一種功能良好且無痛的方式共同合作。**要記得核心肌群的不同──必須要用與四肢不同的方式訓練，因為四肢肌肉是用來產生動作，而軀幹肌肉主要功能是阻止動作**。

肌肉力量與剛性

有些人誤以為脊椎周圍肌肉的的柔軟度就是健康的關鍵，但實際上肌肉的「**剛性**」才是。剛性也可說是硬度，就如同有個拳頭快要打到你的肚子時，你會用力繃緊肚子一樣。

肌肉收縮會產生「力」，也製造出「剛性」。肌肉的啟動有時候是為了增加力量，有時是為了增加剛性，所有四肢的動作，都需要有剛性的核心，有了剛性的核心，才能讓你的脊椎承受負荷。想像一疊堆起來的橘子，如果把重物放在整疊橘子的頂端，就會讓橘子垮掉，但若用牙籤串起所有的橘子，再用繩子連結所有牙籤至地面，這疊橘子就有了剛性而不會

被壓垮。脊椎的運作也是如此，每節脊椎周圍都有數個骨質突出讓肌肉附著，脊椎穩定所必須的剛性就是由這些核心肌群所提供。

　　許多提供運動處方的人顯然不了解背部肌群功能的獨特之處。執行治療性、孤立下背部的漸進式阻力訓練時，把下背肌群*獨立出來訓練反而會讓背痛惡化。要改善背痛，軀幹旋轉的動作必須經由髖部或肩部，而不是經由脊椎的扭轉和屈曲。

　　因此，雖然「核心」肌群的定義涵蓋了所有連結到骨盆、脊椎、和胸廓的肌肉，但我們也必須把那些跨越髖關節的肌肉涵蓋進來。

　　這在實務上有深厚的意義：**脊椎與核心治療性運動所遵循的規則，相較於髖關節和四肢是全然不同的。訓練核心時需特別注意，因為核心相當的不同。**

* 四肢（與髖部）的肌肉，設計來產生動作。
* 核心肌群，設計來阻止動作（為主）。
* 軀幹與四肢的肌肉遵循不同的動作規則。

脊椎穩定度 vs. 脊椎活動度

　　我們已經了解，需要支撐負荷時，脊柱必須要先建立剛性，才能避免變形崩塌；我們也已經了解，有剛性的軀幹才能協助四肢的動作。這種必要的剛性也像是包覆住脊椎關節的馬甲護腰，避免了那些會導致背痛的細微脊椎動作。剛性的脊椎，就是個穩定又具有功能性的脊椎。

　　穩定來自於肌肉剛性，這取決於圍繞著脊椎的肌肉用什麼方式收縮，而不是肌力。受傷會導致關節變鬆與疼痛，剛性不足等於是放任會導致背

---

* 譯注：下背肌群是核心肌群的一部份。

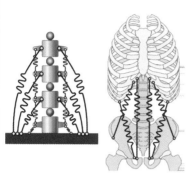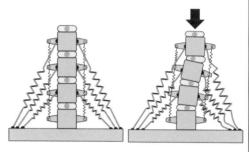

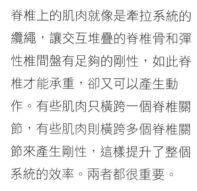

脊椎上的肌肉就像是牽拉系統的纜繩，讓交互堆疊的脊椎骨和彈性椎間盤有足夠的剛性，如此脊椎才能承重，卻又可以產生動作。有些肌肉只橫跨一個脊椎關節，有些肌肉則橫跨多個脊椎關節來產生剛性，這樣提升了整個系統的效率。兩者都很重要。

剛性不足時，脊椎就會垮掉而導致疼痛；相反的，剛性過多時也會壓迫脊椎。剛性必須要能「微調」，如同可調亮度的燈泡開關──而不是只有開或關兩個選擇。我將會告訴你要如何「微調」肌肉，來達到無痛的脊椎。

痛的細微動作。至關重要之處在於，我們必須圍繞著脊椎建立起有效的肌肉「牽拉系統」和環狀支撐結構。

　　肌肉收縮用力以及建構出的剛性應該到什麼程度，都需要符合「目標任務需求」。若我們的肌肉用力太多，變成是在幫脊椎增加負荷；當肌肉用力（與肌肉張力）剛好足夠，我們就能確保有剛好的剛性，來避免導致背痛的關節微小動作。在正確的時機，用正確的方式，做正確的訓練動作，就能訓練脊椎的控制力和穩定性。

　　要讓脊椎一整天都有足夠的穩定性，肌肉需要長時間的收縮，而非只是短暫時間。收縮的力道不需要很大，但常需要持久，這就是為什麼穩定性訓練要先從耐力訓練開始。醫療人員之間廣為流傳著一種錯誤的觀念，

就是誤以為肌力優先於耐力，但這其實要反過來：**必須先建立起耐力，其次才是肌力。對於背痛的人來說，太早建構太多肌力只會製造更多問題。**

有許多人還是相信，增加脊椎的活動度是舒緩背痛的關鍵，但大多時候這與事實背道而馳。難道這不諷刺嗎？有些醫師經常會給些概略的建議，像是去游泳、做瑜珈或皮拉提斯。當然有些病人能從瑜珈和皮拉提斯的某種動作中獲得益處，但只有評估引發疼痛的原因，才能知道哪個動作是有幫助的。肩關節與髖關節都需要活動度，要執行會增加脊椎負荷的任務時，大多數背痛患者需要的是脊椎穩定性，而不是脊椎活動度。

有太多人受到不必要的疼痛所苦，只因為他們接收到了錯誤的活動建議。

你曾經得到什麼樣的活動建議呢？

認識受傷的機制

對於疼痛的敏感，是由於不當的動作直接使得脊椎各部位承受了過大的負荷所導致。動作與疼痛有絕對的因果關係，辨識並避免各種會導致受傷疼痛的動作機制，才能享受無痛生活，不過在某些案例，先天基因也會使得某些人更容易發生特定的背部問題。比如，北美洲原住民因紐特人（Inuit）因為基因有較細的「椎弓」（pars bone），而有較高的骨折機率，由於他們的基因，其群體也有較高的「椎弓骨折」和「脊椎滑脫」案例。話說回來，所有的背痛都能夠控制，只要能知道引發你背痛的機制為何，就能開始了解治癒背痛的關鍵，甚至在背痛還沒發生前就能事先預防，這就是我們的終極目標。

讓我們來檢視一些最常見的背部疼痛損傷、它們的成因，以及該如何避免。

椎間盤突出（也稱為凸出來，跑出去，滑開來的椎間盤）：椎間盤突

出，發生在兩塊脊椎骨之間的椎間盤凸了出來，然後擠壓到神經時。它有兩種疼痛發作模式：一種是緩慢發作，與長期脊椎屈曲的姿勢有關，例如久坐；另一種則像是被「捅了一刀」般的急性發作，與向前屈身有關，例如從地上撿起一支鉛筆，而急性發作通常會持續約二週。椎間盤突出會引起發炎反應，隨後也會自行恢復，你雖然不明所以，但確實是由你造成的，且關鍵在於學會如何避免發作！椎間盤突出可以分為三種類型。

　　第一類，也是最常見的椎間盤突出，是發生在椎間盤外圍某處的局部凸出，這是由於反覆朝凸出的相反方向彎曲脊椎所導致。比如說，椎間盤突出方向往後偏左，這表示脊椎曾經反覆偏向右邊往前彎。這類椎間盤突出通常發生在那些需要不停重複動作的工作（像是把貨物搬上搬下貨車、用鐵鍬挖土）、和運動員，有時也發生在左右髖關節不對稱的人身上（單邊過緊），左右不對稱會導致身體習慣往單側移動。

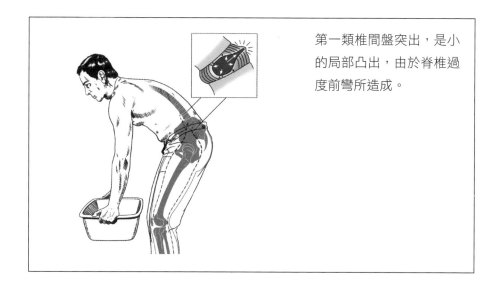

第一類椎間盤突出，是小的局部凸出，由於脊椎過度前彎所造成。

　　對於這類椎間盤突出，在疼痛或是傷害發生之前，脊椎能容忍一些安全彎曲的緩衝次數；動作的負荷增加時，能承受的緩衝次數也隨之減少。好消息是，你有能力讓凸出減少，有個健康的動作範例，就是貓駝式（cat-camel exercise），即在四足跪姿的姿勢下，上下彎曲脊椎，這個動作的壓力非常的小，所以凸出的椎間盤在這個動作下並不會受到傷害。反之，當站立時向前彎曲脊椎撿起地上的東西，大的背伸肌群啟動，就會造成較高的脊椎壓力，只要彎曲髖關節而非彎曲脊椎，你就能避開這個風險。由此可見，這類椎間盤突出是「動態」的，意思是你所選擇的動作模式，將會讓椎間盤的凸出縮小，或是變得更凸而導致更嚴重的疼痛。這是個好消息，因為你可以控制這類凸出的程度，讓它縮回去到原本的大小。

　　第二類椎間盤突出，是椎間盤扁掉所造成的，像是漏掉氣的輪胎，扁掉的椎間盤會往四面八方凸出，這類凸出比較難縮回去，減緩疼痛的策略也不太一樣。成功的關鍵在於辨識出引發疼痛的動作且避免它，然後建立無痛的動作模式並練成習慣。

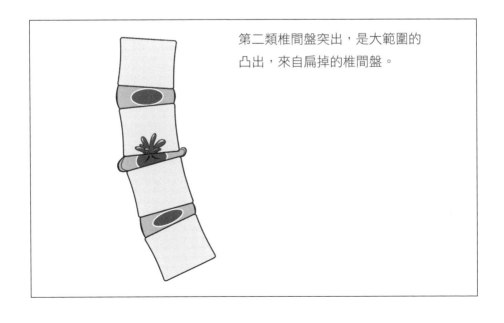

第二類椎間盤突出，是大範圍的凸出，來自扁掉的椎間盤。

　　第三類椎間盤突出，其實是椎間盤的撕裂。椎間盤外圍的纖維環，是由膠原纖維形成的同心圓所組成，類似一層層的洋蔥，當一層層的纖維環發生分層，椎間盤中間的髓核就會從分層的裂縫中滲漏出來，而這類凸出，通常是因為過度的扭轉脊椎所導致。解方是什麼呢？避免扭轉！多數人都沒有意識到，一整天下來有多少次下意識的扭轉脊椎，要能意識到身體的動作以避免扭轉，比如說把買好的菜拿下車時，可以避免大多數這類椎間盤突出所導致的症狀。隨著時間，這些組織將會硬化，而不會繼續造成疼痛。

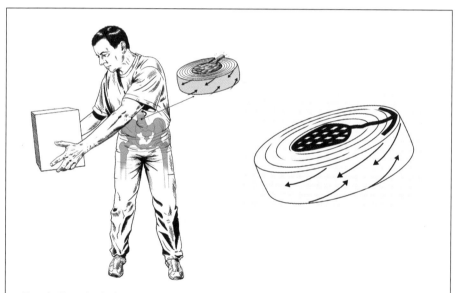

第三類椎間盤傷害，是反覆扭轉的應力所導致。首先，彎曲弱化了纖維環（椎間盤外圍），接著扭轉導致呈同心圓的纖維環分層，這就造成了椎間盤撕裂。這個狀況需要另一種治療程序。

　　綜上所述，椎間盤突出，通常會隨著你的動作習慣而改變形狀。關鍵就是學習怎麼用髖關節讓身體前傾，而非用脊椎關節彎曲。透過正確的運動、動作、以及姿勢，就可以減緩椎間盤突出的疼痛，甚至通常可以達到無痛。

　　終板傷害以及被壓扁的椎間盤：當脊椎承受壓力直到傷害的臨界點時，最先發生傷害的位置就是脊椎骨。生長板下方會產生細微骨折，接著終板就在這裡裂開了，只要裂的夠大，髓核就會被擠入脊椎骨，導致椎間盤扁掉，這將在脊椎骨內引起疼痛的發炎反應，導致背部中央的「刺痛」。在這種情況下，最好避免會增加脊椎壓力的活動，比如說重量訓練或是身體向前彎。

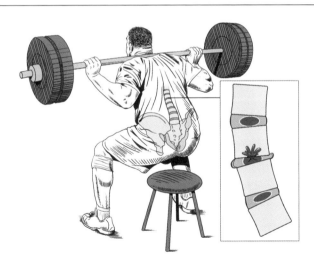

在過多的壓力負荷下，椎間盤上方與下方的終板承受了到達傷害臨界點的應力，無法再包住被加壓的髓核。終板出現了裂縫或是整個裂開，讓被加壓的髓核擠入椎體，這會導致疼痛的發炎反應、椎間盤被壓扁，以及神經根受到壓迫。換句話說，這個傷害可能引發各種觸發疼痛的開關。

　　椎間盤退化症（Degenerative Disc Disease）：當醫師認為病患發生椎間盤逐漸自我毀滅的狀況時，他們往往會給出這個相當含糊不明確的病名，雖然這是個相當常見的診斷，但幾乎都是誤診。放射科醫師看到扁掉的椎間盤，或是失去水份而「乾掉」的椎間盤時，通常都會下這個結論。椎間盤中的水份逐漸流失是正常的老化過程，而非疾病。如果「椎間盤退化症」的診斷是根據特定一、二節椎間盤的外觀狀態，通常代表那個部位的脊椎曾經損壞或是受傷，這類狀況應該要直接針對受損的椎間盤。真正的椎間盤早期退化會在許多節的脊椎發生，不會只有單一節脊椎，諷刺的是，在這些案例中，當椎間盤逐漸失去水份，脊椎就會自然硬化，然後隨著時間，這些椎間盤疼痛也將會消失。好消息是，病人的脊椎會隨著時間自行恢復無痛；壞消息是，脊椎會變得有點僵硬，讓早上起床後穿襪子之類的生活動作變得比較困難。

　　脊椎滑脫（Spondylolisthesis）：顧名思義，就是一節脊椎從另一節脊椎上滑開，比較常見的是，上面的脊椎相對於下面的脊椎往前滑（往後滑稱為脊椎後滑脫〔retrolisthesis〕），且通常是脊椎後方神經弓的骨頭發生骨折，導致了滑動。脊椎滑脫的疼痛往往是不間斷「令人煩躁」的背痛，而脊椎伸張的動作特別會造成更多的刺激，引發相當嚴重的疼痛，這些骨折的原因，是由於過度彎曲與扭轉脊椎到極限幅度所導致。脊椎滑脫常見於體操選手、板球投手，以及一些重量訓練時在大重量負荷下不斷重複彎曲脊椎的人（典型的例子就是美式足球的前鋒）。要如何避免這個受傷機制其實滿直接了當的，就是避免反覆全幅度的脊椎動作（換句話說，就是避免屈曲或是伸張脊椎到最大極限，特別是承受負荷時），這種病況的患者，應該避免讓脊椎承受剪力的動作或姿勢（比如說背部後仰、壺鈴擺盪、游泳），以及任何過度彎曲脊椎的動作（像是前屈撿起東西）。

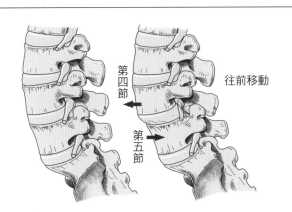

在這個脊椎滑脫的例子，第四節脊椎在第五節脊椎上往前滑動。這讓神經根的出口變窄而擠壓到神經，導致局部疼痛以及放射性疼痛，使得所有動作都變得疼痛。

坐骨神經痛（Sciatica）：坐骨神經痛指的是始於脊椎，但疼痛會沿著坐骨神經通過臀部，再往下到達腿部後側。坐骨神經經過大腿後側，往下至小腿再到腳趾，往上是由第四第五節腰椎，和第五節腰椎第一節薦椎所伸出的神經根，你所感受到在臀部和腿部的疼痛，是來自於坐骨神經受到擠壓所導致。年輕的患者通常是因為椎間盤突出而導致擠壓（參見前述椎間盤突出小節），然而，年長的患者則比較常因為骨刺而造成擠壓。消除坐骨神經痛的關鍵，要根據引發神經擠壓的原因來判斷，這兩種類別的坐骨神經痛，都會受到姿勢以及脊椎負荷的影響，但是治療的方式並不相同，容後詳述。

股神經痛（Femoral nerve pain）：大腿前側往下延伸的疼痛，經常源自於股神經受到擠壓，髖關節疼痛也有可能由大腿往下延伸，但會比較偏向大腿內側。這條神經是由較上節的腰椎伸出，受這類疼痛所苦的患者，應該遵守等同於坐骨神經痛的治療過程，再加上些微調整。

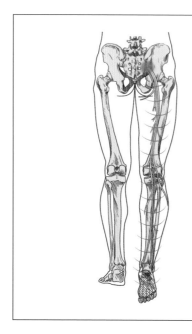

坐骨神經痛是因為腰椎的神經
根受刺激所導致。理解刺激的
原因，就能引導出對症下藥的
治療，直接針對椎間盤突出或
是其他因素來處理。

　　放射性感覺（Radiating sensations）：這些對於疼痛的特殊感受，可以
從皮膚（皮節〔dermatone〕）以及從某部分肌肉（肌節〔myotome〕）感
覺到，通常可以追溯到腰椎區間的神經擠壓，你也許會注意到在某些特定
動作後，或是維持某些姿勢一段時間後，會有腳麻的現象，減緩這種疼痛
的關鍵，就是找出並且避免引發的機制。要留意的是，並非所有放射性感
覺都和脊椎問題有關，例如，感覺大腿中央沿著骨頭隱隱作痛，表示是髖
關節病灶所造成的。血液供應受阻（跛行），也是另一個常見導致放射性
症狀的原因，應先由醫師排除這些和脊椎無關的可能性。

　　脊椎狹窄症（Stenosis）：這個名詞表示神經通過的椎管管徑變的
「狹窄」。變狹窄的原因有幾種，像是凸出的椎間盤組織、關節炎的骨
頭，以及肥厚的韌帶。脊椎狹窄經常會引發坐骨神經痛以及上述的放射性
症狀，這裡將介紹幾個對應的策略，大多時候都能解除症狀。

　　肌肉疼痛（Muscle Pain）：你所感受到的背部肌肉疼痛，很少是因為「拉傷」或「撕裂」這類許多醫師神速做出的診斷所導致，他們對這類疼痛所開出的肌肉鬆弛劑，都只能暫時緩解表面症狀。雖然肌肉的確會拉傷及撕裂，但很少是你背痛的原因，最可能的原因在更深層，而且是出於脊椎的某個部位——只是疼痛由脊椎「移轉」到了肌肉，若治療方針只是針對肌肉，請格外小心。像是伸展運動之類常被當作治療處方的做法，將會啟動伸展反射，當下可能會有不錯的感覺，但長期下來將對脊椎製造更多的潛在傷害，必須做全面性的測試，才能找出疼痛真正的來源，只有這樣才能適切地解決問題。

　　小面關節病灶（Facet Joint Pathology）：小面關節引導脊椎的動作，所以當它變得敏感時，某些動作將會導致疼痛。這種疼痛通常會慢慢的發作，而且需要數週才能減敏，這要透過辨識並避免會導致疼痛的脊椎動作——改為動髖關節來代替。

　　韌帶撕裂或拉傷（Torn or Strained Ligaments）：身體受到外力被迫弄成扭曲怪異的姿勢時，脊椎上的韌帶會被撕裂，例如格鬥中被壓制的身體，當身體經歷如車禍撞擊這類衝擊負荷時，韌帶本身也可能從中斷裂。受損的韌帶會導致關節鬆弛，並且常會產生長期的關節疼痛，透過避免脊椎彎曲，以及經由動作控制和建立肌肉剛性，隨著時間，關節就能自我恢復並且穩定——這可能需要一年以上的時間！

　　脊椎側彎（Scoliosis）：這種病症是脊椎不自然的左右S型彎曲，這種不正常形狀的脊椎若沒有好好控制，會導致脊椎不穩定、椎間盤突出、且更容易受到其他的傷害。有時候，這些彎曲是生長時期發展出來的。我曾經撰寫過運用施羅斯（Schroth）側彎矯正運動相關的評估與治療方式，這幫助過不少嚴重的病患。

　　肌肉抑制（Muscle Inhibition）：背部和髖部疼痛，通常伴隨著身體卡住動不了的感覺，某些肌群受到抑制，其餘肌群則過度活躍而導致緊

繃。一般來說，背痛的人臀部肌群（屁股）容易受到抑制，且腰大肌容易緊繃（連結脊椎與大腿的大肌肉，會在身體與腿交接處的鼠蹊部感到緊繃。），這類肌肉不均衡會進一步改變髖關節與脊椎承受負荷的模式。肌肉受到抑制的病患，在邁向無痛的路途上會面對多一點的挑戰，但就如同其它問題，都有辦法可以處理，之後我們會針對此狀況的治療技巧再做說明。

創傷（Traumatic damage）：骨折與其他組織創傷，都應該由創傷專科醫師做診斷和初步的治療，有時候，創傷會比醫療影像（X光、電腦斷層、核磁共振）所能夠看到的更加嚴重。舉例來說，動作記憶印痕（movement engrams）是習慣動作模式的編程記憶，儲存在大腦的運動皮質中，也儲存在脊髓本身。有時候在創傷的過程中脊髓會「休克」，這會搞亂記憶印痕，例如我有個病人是車禍後無法執行一些簡單的動作，像是翹二郎腿。有些時候身體的動作知覺和疼痛知覺會混在一起，因而出現如纖維肌痛症等症候群。臨床治療成功的關鍵，就是從簡單無痛的動作開始，逐漸建立起更多的無痛動作，把受損的記憶印痕覆蓋掉。

關於背部的老化

背痛的本質因年齡而異，問一位年長者關於背痛的事情，他們通常會想到三、四、五十歲時曾經歷的症狀，但現在都好了。椎間盤疼痛，源自於受傷的椎間盤，在年輕人較為普遍，但在年長者卻較少見，差異在於，受背痛所擾的年長者大多是因為於脊椎關節炎或是脊椎狹窄（椎管變得狹窄而擠壓到神經）。結論就是，在為疼痛機制尋找合適的治療方針時，必須把年齡列入考量，因為大多時候年長病人所面臨的，是全然不同的問題。

認識疼痛：為什麼我們不停的「摳傷口的結痂」？

當背痛患者終於意識到，令他們深陷疼痛泥沼的根本原因就是不良的動作習慣時，很多人的恢復速度都會突然間突飛猛進。跟皮膚上傷口的結痂很像，我們的背部也不停的想要自我癒合，然而我們在日常生活中，卻不停重覆有害的動作模式來造成再次受傷，本質上我們就是在「摳傷口的結痂」。若我們期望身體能夠痊癒，但是卻一直用導致受傷的動作不停的刺激它，這完全是不合理的。持續不斷的刺激疼痛會讓神經更加敏感，就算是較低的刺激也會引發疼痛，只要避免刺激身體的動作，就能找到解決方案。

說明一下疼痛敏感度是如何運作的。重覆的應力與疼痛負荷，會增加疼痛敏感度，而肌肉與關節裝滿了各種感測器：疼痛感測器、壓力感測器、力量感測器、化學感測器，有些偵測二氧化碳、有些偵測疼痛、有些偵測組織胺來看發炎狀況，關節的感測器，可以將位置與動作的資訊回傳給大腦，這些訊號會隨著感覺神經傳遞。這條神經高速公路上的神經肌肉連接處有一些關卡，或是說「柵門」，根據疼痛柵門理論（Gate Theory of Pain），概念就是用「好的資訊」把柵門塞滿，換句話說，就是利用無痛動作的訊號，如此一來，當柵門被塞滿，就容不下疼痛訊號了。

試看看這個：眼睛閉上，就像酒駕測試一樣，用手指輕碰鼻子的尖端，你會使用整條手臂裡的動覺感測器來幫你的手指導航，這些感測器會告訴大腦你指尖與鼻尖的相對位置。這個簡單無痛動作的感覺，主導了整條感覺神經的訊息流量，是感覺良好的動覺，能辨識位置、長度、與力量。**找出並不斷重複練習各種無痛的背部動作，就能讓原本會引發疼痛的動作越來越不痛。上面這句太重要了，值得再看一次。**

找出並且深刻練習背部的正面動作，你將發現疼痛日漸消散最終完全消失。這是因為當我們避免了引發疼痛的原因，並停止「摳傷口的結痂」

後，身體組織就得以休息、癒合、再生，同時，我們的疼痛感測器也會逐步減敏。掌握了這個原則，你就掌握了你的背痛。

什麼是心身疼痛？（Psychosomatic Pain）

雖然許多病患都被醫師誤認為是心身疼痛（意指心理問題導致的身體疼痛）而忽視，但有些人確實比較容易放大他們的疼痛，這往往不是因為這類病患的心理狀態不穩定，而是由於他們可能是完美主義者。我發現我能夠在面談初期就辨識出這類病患，他們對於身體未能完美運作而感到煩躁，且重視細節也擁有「執著」的個性，最令他們感到害怕的，是他們的背部問題，將造成他們失去努力不懈得來的體能。他們會急於知道能夠重回高強度訓練的確切時間，這聽起來像你嗎？

或是你符合另一種病患類別，專注力全部聚焦在痛楚——他們深陷在自己的疼痛之中，對於這些人，轉移注意力是很有幫助的方法。他們之中有許多人曾經被疼痛門診的醫師要求，每天用表格記錄疼痛的程度，但這只是把他們困在疼痛的牢籠裡罷了。

若你屬於以上任一種類別，在隨著這些步驟讓身體恢復的過程中，你需要找一個能幫助你在心理層面處理疼痛的工具。**當你成天都處於疼痛狀態時，與其深陷其中，不如認知到你感覺到疼痛，把它當作是提醒自己需要調整姿勢和動作模式。專注在解決的方法上，而不是問題，你的恢復將會更有效率。**

背痛的骨牌效應（The Degenerative Cascade）

我們來對比一下背部受傷與腿部骨折的癒合原則有何不同。以腿部的案例來看，就拿腓骨骨折來說好了，斷的骨頭最終會形成骨痂，癒合後會

比受傷之前更強壯，關節依然健康，並且沒有留下後遺症。背部受傷就不一樣了，因為脊椎組織不只無法在幾週之內復原，傷勢還會改變脊椎關節的力學，產生一連串可能長達數年的連鎖反應，或說是「骨牌效應」。舉例來說，原本的脊椎終板傷害，可能會導致椎間盤突出，進而使得椎間盤越壓越扁，關節空間也就更為狹窄，最後可能夾擠到神經根。扁掉的空間使得脊椎後方小面關節的負荷增加，然後在接下來的兩年引發關節炎。因此，隨著新發生的關節炎骨骼增生擠壓到神經根，動作會變的越來越疼痛，任何脊椎的微動，只會持續造成更多的刺激，夠複雜了嗎？

上述資訊的重點在於，一次背部傷害或意外狀況，就有可能導致自然退化的骨牌效應，這是很常見但可以控制的。雖然這種骨牌效應會在體內維持一段時間，但只要能改善姿勢與控制動作，疼痛就可以減緩甚至完全消除。成功的病患能夠長期「控制」他們的背痛，確保背痛不會再復發，若關節傷害可以在十年左右的時間內正確的處理，就算骨牌效應仍會持續，但疼痛依然能被成功的控制，最後受傷的關節會自我僵硬，疼痛就會逐漸減緩並消失。

章節總結

這個章節說明了大量的技術相關資訊，我希望沒有讓你頭昏眼花，藉由建立上述各種基本原則，你會更容易理解後續章節的觀念。下面我們快速做個複習。

重要的是要記得，為了修復你的背部，你必須要能辨識出是什麼原因在引發你的背痛。了解背部的解剖構造、姿勢和動作的基礎，以及各種類型的傷害，這些都將幫助你找出避免疼痛的方法，如此一來，你就能判斷出改善背痛和造成惡化的方式。在本書後面，我們會為你打造執行計畫。

對於已經知道自己是哪一類型背痛的人，也就是你的狀況符合描述，

你的個人化復原策略，應該永遠先從避開那些原本導致你背痛的機制開始。聚焦在避免那些會刺激你脊椎的獨特姿勢，就是你復原的關鍵。

　　背痛所呈現的各種症狀，都有各自清楚明白的原因（雖然這些資訊並非廣為人知，也因此本書有其獨特的價值）。只要我們避開引發傷害的機制，就能夠避免傷害。以下我們回顧一些避開疼痛的策略，也介紹一些之後會提到的策略，這個章節的知識將提供能幫助你的基礎：

1. 找出並消除引發你疼痛的原因——透過恰當的評估找出特定的診斷（自我評估請閱讀第六章）
2. 提升你對於導致你背痛的動作與姿勢的認知。
3. 建立能讓你無痛的替代姿勢與動作模式。
4. 穩定你的軀幹、核心、和脊椎來避免疼痛的脊椎關節微動。
5. 建立一個包含快走在內的每日運動計畫。
6. 建立髖關節的活動能力。
7. 學習如何透過球窩關節（髖關節與肩關節）來發力。
8. 學習那些以動作模式為基礎的運動：推、拉、舉起重量、負重行走、分腿蹲、深蹲等等。
9. 在睡覺、坐，或進行任何較吃力的活動時，選擇對脊椎較為健康的方式。

　　你即將學得無痛生活的秘訣，讓我們繼續下去！

第三章

你需要手術嗎？

──必要的確認清單

你需要手術嗎？
──必要的確認清單

　　我所見到的困難病患裡，95%**不需要**動手術，雖然他們大多都曾被告知手術是唯一治癒的機會。我的看法是基於我30多年來的經驗，曾協助過許多病患不需要動手術就能夠成功復原，也處理過許多因為「不成功」的手術造成的「難治的背」。在我的診所，我們追蹤每一位來過的病患，並且持續「評分」，所以我們知道病患到底有沒有變得更好。

　　開完刀後，通常會強迫病患休息，諷刺的是，術後恢復對於減緩疼痛的效果，往往跟實際手術本身一樣。就讓下面這句話在你心裡沈澱一下吧：在許多的案例中，**若病患跳過實際的手術，直接進入術後的恢復過程，所獲得的效果也是一樣的好。**

　　手術就像是「擲骰子」，下好離手就無法反悔。重要的神經與肌肉組織都被切開，傷口癒合的疤痕增生過程有時會沾黏住神經，可能會導致長期背痛。重要的骨頭移除後就是永遠失去了：身體這些部位的骨頭可是**不會**長回來的。

　　手術對某些人來說確實有效，不過可得當心，手術的效果可能只能維持一陣子。研究顯示，病患在手術後初期可能有所進步，但在幾年之後，手術病患的狀況卻與選擇未動手術的病患相差無幾，主要原因在於，導致組織受損和造成背痛的根本不良動作機制並沒有任何改變，手術的部位雖然已經穩定了，但是相鄰的上節或下節卻在承受一樣的傷害。基本上，假使手術「治癒」了疼痛的「症狀」，造成疼痛的原因卻沒有處理，相同的症狀將會在其他部位復發，手術若沒有搭配復健訓練來改變有問題的動作模式，很少能達到永久的痊癒。我給你的建議是：如果你正在考慮手術，千萬別急，跟著這個章節的步驟，長期來看，你將能做出最面面俱到，最

低風險，也最成功的決定。

試試看「虛擬手術」

　　病患在試過諸如物理治療、皮拉提斯、整脊、牽引治療，以及各種數不清的療法之後，常常被告知手術是他們唯一的最後選擇，以下是我的建議。首先，我懷疑任何這些療法有找出他們疼痛的真正原因，我會問他們有沒有接受詳細的評估，有沒有找出導致疼痛的動作、姿勢和負荷為何，多數人的答案都一樣，就是「從來沒有」。

　　我的回覆是，「在我們進行任何復健治療之前，讓我們先來玩一個『虛擬手術』的遊戲，意思是我會引導你進行手術病患的復原計畫，而並沒有真正的開刀。現在，假裝我已經幫你動了手術，這表示你明天不能去健身，也不會做伸展，你唯一能做的就是休息。我們將會逐漸有條不紊的建立一個屬於你的復原計畫」。復原計畫將遵循此書的原則，包括：

- 消除引發疼痛的原因
- 建立無痛的動作模式
- 行走運動
- 一些特定的訓練動作

　　我深信有些手術看似成功，只是因為強迫病患術後要多花時間休息，實際開刀前永遠都應該要先嘗試虛擬手術。我治療過的病患中有許多人就只用這個技巧，恢復狀況都比動手術的統計數據要來的好。

當你考慮手術時，請先思考以下幾點：

- 首先，總是先試看看「虛擬手術」，只有在這個方法失敗後才考慮

手術。

- 神經方面的問題，像是大、小便失禁時，應該要考慮手術。

- 放射性的疼痛症狀、麻木感、肌肉萎縮等等，都是脊神經根受到夾擠或是壓迫所導致的症狀。以上每一種症狀，我們都曾透過神經鬆動術搭配以力學機制為基礎的動作療法來成功治癒，動手術前都應該先試過這些方法。要注意：這些特殊技巧需要高度專業，處理方式不當或是過度激進，都會讓症狀更嚴重。在一些較棘手的案例中，還需要減少導致神經壓迫與刺激的原因。（詳見神經鬆動術的章節。）

- 創傷的病患可能需要考慮手術，骨折和撕裂的組織通常需要透過手術來穩定。

- 只有在嚴重且持續不退的疼痛維持了好一段時間，才應該考慮手術。只經歷了短短三週的嚴重疼痛就接受手術治療的病人之中，有些是我見過最悲慘的術後失能案例。

- 只要你的疼痛還是時好時壞，就不用動手術。你需要辨識出疼痛程度改變的原因。

- 要小心「最新的療法」，三十多年來我見過非常多透過手術植入病患體內的「新裝置」，但長期下來效果卻不如預期。就舉一些例子來說，將木瓜酵素（papain）注入椎間盤來提升剛性、透過導管加熱來穩定椎間盤、將各種植入物鎖到脊椎上加強等等，沒有任何一樣達到一開始宣稱和預期的效果。

- 「人工椎間盤置換」是另一個讓我抱持高度懷疑的治療技術，我還沒見過任何「長期成功」的案例——成功的定義是，能無痛的繼續進行所有之前的活動。大部分的脊椎關節疼痛都來自於「動作」及「負荷」，以往，外科醫師用各種方式「融合」關節，但是人工關節卻恰好相反，目的是希望能恢復關節的動作，但這個理論有瑕

疤。椎間盤只是每節脊椎的三個關節其中之一，人工椎間盤形成的旋轉軸線，無法模擬人體椎間盤的自然旋轉軸線。這會導致更多應力集中在另外兩個小面關節上，長期下來，更容易產生關節炎而無法承受動作，使用這種方法幾乎不可能獲得長久的脊椎健康。

- 一定要先試過所有的保守治療方法。你也許會覺得，既然已經試過幾次「物理治療」和一些其他的方法都無效，所以手術是你唯一的選擇，但可能還有其他更適合你的治療方法。

- 小心那些只看了你的電腦斷層、核磁共振影像，而沒有評估「你」，就建議你動手術的「醫療機構」。他們假設可以在影像上看到疼痛，而且有辦法將疼痛切除。我就科學研究與實務經驗上的建議，大多時候實際導致疼痛的組織結構，在核磁共振影像上看起來是正常的，而看起來很嚴重的椎間盤實際上卻完全無痛，外科醫生必須確認疼痛確實是來自於核磁共振影像上所認為的的組織結構。話說回來，核磁共振影像有時候可以透過不同組織的損傷模式，來了解引起受傷的機制，我的建議是避開沒有幫病患做完整評估的醫療機構。

挑選外科醫師的時候：

- 將此事掌握在自己手中。每個人都喜歡說自己找的外科醫師有多棒，我就遇過一些做事草率又缺乏同情心的醫師，糟到連讓他們幫我家地下室的牆壁鑽個洞我都不願意。頭銜、名聲不能代表實際執行手術的技術，就算是院長，或是曾在某個醫學研討會演講過也一樣。我發現，跟醫院裡的護理師和物理治療師探詢哪個醫師的手術結果最好，是個不錯的方法。

- 有些外科醫師宣稱「這個手術對每個人都很有效」。沒有任何手術

是沒有風險的，也沒有任何手術能總是能獲得好的結果，請弄清楚手術的「成功率」代表著什麼意思。「成功」這個詞可能有多種含意，在某些醫學報告裡，成功只是代表病人沒有死掉，有些則只是代表病人在術後短期內恢復的很好。衡量風險和效益時，你最該在意的是，手術相較於其他治療方式的長期成功率是多少，你要的是長期的成果。

- 如果醫師主要專注在髖關節手術，而脊椎手術只佔了他工作的一小部分，我會建議你換一位醫生。要勝任脊椎手術，必須有非常多的經驗，找位已經動過這種手術很多次的醫生，經驗超過百次那就更好了。

- 有些醫生宣稱「我總是先開頸部，然後再開背部」。雖然這種「加價購」的手術聽起來很荒謬，但確有其事。病患的頸部和背部非常不可能都有需要開刀的病灶，若你聽到這樣的說法，我會建議你另尋高明。

- 若有外科醫生對於椎間盤退化性疾病，提出要做腰椎多節融合手術，我強烈建議你換人。脊椎就是要能動，雖然對於嚴重的椎間盤退化性疾病，融合一節或兩節都還算合理，但幾乎很少需要或建議融合多節。

- 好的外科醫生一定會討論各種選擇、替代方案、以及風險和成效。若這位外科醫生沒有提供任何非手術的治療選擇，他的思維很可能是卡在這句古老的諺語上：「**我有一把錘子，所以我會把所有東西都當成釘子來處理**」。

- 若你問問題會讓外科醫生感到煩躁，你必須換個外科醫生。合格且見多識廣的醫生不只不介意病患提問，更會鼓勵病患提問，不太行的醫生才會因為病患多問而惱羞成怒。

- 你必須避開那些宣稱從沒開過這種特別術式的手術，卻想試試看的

外科醫生，別當白老鼠。

- 當第一次手術沒有效果，而醫生卻提出再開一次刀的時候，你必須抱持高度懷疑。手術無效最常見的原因，就是病患根本一開始就不需要手術，第二次手術的成功機率將會更低。

與外科醫生討論時的重要事項：

- 請外科醫生幫你約幾位他之前的病患來聊聊，知道他們的滿意度後，你就能更有把握。
- 跟外科醫生討論你的背痛，確認疼痛的根源是什麼，以及是否有辦法將之切除？若引發疼痛的組織有好幾個，成功的機率就會降低；若受傷的部位橫跨多節脊椎，成功率則會急轉直下。如果你的醫師無法清楚說明解剖構造上的問題，以及將如何解決，我強烈建議你換個外科醫師。

典型的故事：確保這不是關於你與失敗手術的故事

獲得最佳治療結果的策略，就是遵循以上的規則。要用最嚴謹的態度來看待手術。

常見的典型背痛悲劇：一個人因背痛去找家庭醫師看診，不知道要怎麼找出病因的家庭醫生就開了個處方，（家庭醫生見到病人明顯受到疼痛所苦，所以就開了止痛藥）。如果持續疼痛沒有好轉，家庭醫生可能會建議跟外科醫生諮詢，或是轉診給物理治療師。

受疼痛所苦的病人也許會被轉介給外科醫生，外科醫生說「沒錯，這裡有問題，我可以用手術修復它」，然後就約了一個手術日期，不過通常在等候手術期間就不那麼痛了。背痛自行消退，困惑的病人不知道他們是做了什麼把背痛給治好的，而且對於要怎麼預防未來背痛再次發生，也完

全沒有概念，但疼痛將會復發。

摸不著頭緒（且無比困惑）的病人雖然比較好了，但仍然充滿疑問，「我應該去開那個刀嗎？這樣是不用開刀了嗎？該怎麼辦才好？」

厲害的背痛專家也許會做出這樣的診斷，即這種椎間盤背痛（椎間盤疼痛）是陣發性的。「陣發性」的意思是，會有相當嚴重的背痛發作，然後又會自然恢復，一次又一次的重複循環。

缺乏資訊的病人再次求診外科醫生。「醫生，上次看診過後背痛就感覺好多了，而且我有三個月完全都不會痛，不過後來我搬起一袋雜貨時用錯力，背痛又復發了，那是兩個星期前的事情，可是我現在又好了，你怎麼看？」

外科醫師從他寶貴的時間裡，挪出整整五分鐘給病人。有些外科醫師也許會說「既然背痛會復發，不如我們就開刀，一勞永逸的解決這些陣發性的問題吧。」另一方面，也許外科醫師覺得這個病人的狀況不是十分緊急，可能會給個相當不適當的建議，「不然我們先不要動手術好了，你要不要去試看看瑜珈或是皮拉提斯？」

會出什麼錯？

這個邏輯與程序的瑕疵在於，外科醫師並未執行找出疼痛開關的評估，事實上，大多數醫師也從未接受過這類技術的訓練，最可能的是，瑜珈及皮拉提斯的動作也會觸發疼痛開關。這個瑕疵的本質就是：陣發性背痛的病患不需要動手術，他們有些無痛日子的狀況，表示他們只需要辨識出造成背痛那些日子的疼痛開關，並消除這些開關。

每一位背痛病患都應該提出上述的問題，但大多數卻沒有這麼做，事前先幫自己做好功課，也許能避免你也成為那一大群不幸的手術病患之一。這些病患在術後並未完全復原，或是更悲慘的「落入絕望的背痛深淵」，這些患者選擇了手術，卻只得到了失望的結果，許多人的狀況甚至

比手術前更糟糕。

結語

　　在完美的世界裡，背痛的病患致力於邁向一段合理、漸進的補救之旅，這也是積極（active）一字最佳的意義，病患在自身的療程中，成為一個充滿知識的積極參與者。有能力的醫師可以指引病患，而不會對每一位病患都用相同的療法來應付，更甚者，健康照護人員要致力於理解並評估個別病患，並能直接針對個別病患的背痛原因來處理。低於這個標準，都是讓糟糕的治療有機可乘。

　　挑戰主流現況最好方法就是：用資訊武裝自己；問些難解的問題；用最高的標準要求你的健康照護人員；專注於評估以及正確的辨識出你那獨特的背部問題；然後在恢復背部健康的路上扮演主動積極的角色。換句話說，你得付出必要的努力，才能成為自己的背痛修復師。

第四章

背部法則

——背部健康的規則與指引

背部法則
——背部健康的規則與指引

　　想要成功避免再次背痛、控制好目前的疼痛，讓你的背部發揮全部的潛能，你需要遵守「背部法則」，也就是高韌性背部以及無痛生活方式所需要的「法則」。

　　正如電影《神鬼奇航》裡巴伯沙船長撕毀協議時對伊莉莎白所說：「哈，你是說那個海盜法則嗎？那只是一個大概的指引！」接下來敘述的原則並非對於康復的死板規則，而是一套為了能適用於你的明智指引。

　　以下是背部法則中的一些指引，以此達到更佳的背部健康。

指引 # 1：堅持每天都練習背部保健的動作。

　　適當的動作能對身體所有系統的健康產生正面影響。每天刻意練習健康的動作模式，很快就能養成良好的習慣。

指引 # 2：大方向要正確——維持平衡。

　　能平衡適當的睡眠、好的飲食、與相對應的活動／訓練計畫，就能獲得最佳的健康與恢復狀態。那些無法理解平衡重要性的人，將會挖東牆補西牆，失去機會並且被拖累而延誤進步。

指引 # 3：移除引發疼痛的原因，避免會痛以及癱軟的姿勢。

　　姿勢、位置、疼痛之間有直接的關連，避免會痛以及癱軟的姿勢，是我認為最重要的原則之一。要找到並維持中立脊椎的姿勢，讓脊椎準備好安全的負重。

常識推論指引#3：如果某一姿勢和動作會引發疼痛，找出這些疼痛和癱軟的姿勢並且避免它們！

訣竅在於實行「脊椎衛生」。意思是在日常生活中都能維持好的動作，避免疼痛的動作，增加逐漸加強活動能力的無痛動作種類，並且建立一些能做矯正運動的能力。換句話說，「避免做什麼」跟「刻意做什麼」一樣重要。

指引 # 4：小心那些需要你多次回診「治療」的醫師。

如果你正為受傷疼痛所苦，想尋求專業協助，該期望有能力的專家，能在合理的時間內處理並治療好問題。若醫師的專業只是減輕疼痛，而不是治療引發疼痛的原因，只會讓病人反覆的回診。雖然反覆回診會讓這些醫師的生意興隆，卻對解決根本問題一點幫助都沒有（也許能暫時舒緩疼痛）。最好的醫師只需見你幾次，他們會教你如何為自己的復原承擔責任，以及治療自己的方法。

指引 # 5：小心「被動治療」。

治療方法約莫可分為兩大類：

- 被動治療：用來治療疼痛（症狀）。
- 主動治療：用來解決和治療根本原因。

被動治療是由某人為你做某些事，比如說用超音波機器在你的背部摩擦就是被動治療：病患只要坐、站、或躺著，等某人對病患做某些事。由儀器所提供的被動治療，無法解決或矯正疼痛的根本原因，且幾乎無法提升長期恢復的可能性。相對來說，有些被動手法能夠處理部份的根本原

因，比如有些脊骨神經的徒手治療，或是以肌肉為主的治療。這可以創造出一個時機窗口，能有暫時的無痛動作，但是想要治癒，就必須讓病人主動積極的配合改善動作品質。

　　主動治療需要病人參與某種作為或方法，來往治癒的方向前進。舉例來說，學習避免引發疼痛開關的移動方式，就是一種主動治療。別當無效或無能醫師的提款機：如果醫師把所有的專注力都放在舒緩疼痛，而不是解決根本原因的話，你有權力把他換掉。

指引 # 6：買家留意─不是所有醫師都有足夠的能力。

　　許多飽受背痛所苦的人，往往會假設所有醫師都有能力解決問題。但就像修車技師有很厲害的也有很糟糕的、大學教授有很棒的也有很混的，醫師也一樣有好的有壞的。少數醫師會利用病人尊崇醫療專業人士的心態，而擺出獨斷的姿態，明示或暗示「你怎麼敢質疑我專業的方法！」但病人是消費者，你有充份的權力提出疑問，了解這個治療計畫為什麼以及如何進行會最適合你。

　　比如說超音波，是一種非常普遍的被動治療技術，不過從來沒有證據顯示，它對於治癒背部問題的效果，可以比安慰劑來的更好。假使病人在手術後繼續重複一開始引發背痛的不良動作模式，就算是手術，也很少能治癒病人。我甚至認為應該修法，規定在讓病人瞭解他的疼痛機制原因之前，不可以執行手術──下一個章節我將會教導你找出疼痛的根本原因。無可置疑的是，某些軟組織療法，像是激痛點治療、主動鬆動技術（Active Release Technique），以及頂尖的脊骨神經療法，都可以協助完整的成功復原計畫──前提是這些被動治療的次數不多，並且是配合主動治療來使用。

指引＃7：如果你只拿了止痛藥就離開醫師的診間，而沒有主動治療的計畫，你根本沒有見到背痛專家。

事實真相是，許多家庭醫師承認他們不知道怎麼處理背痛病人，醫師都是好意，但是他們只知道開止痛藥。不幸的是，雖然藥物能將疼痛麻痺，但這通常會讓問題更加嚴重，因為病人將持續使用有瑕疵以及亂七八糟的動作模式，這會讓已經很糟的情況雪上加霜。

你必須先知道什麼是好的動作模式，才能將之當成處方開立給病人。在家庭醫師的養成訓練過程中，並沒有提供能了解背部健康的最新知識。

指引＃8：建構出肌力、爆發力、肌耐力、活動度與剛性之間的微妙平衡。

若你增加太多肌力，會使得背部「負荷過度」，肌耐力與動作控制可以用來平衡過強的背部肌力與爆發力。肌耐力讓你在疲勞、不斷進行反覆動作時，還能維持完美的動作模式，失去完美動作模式會造成受傷，導致應力與疼痛。保護脊椎的動作需要脊椎剛性（或稱為硬度），並與肩關節與髖關節的中軸動作合作協調。

指引＃9：治療並非一體適用！

每個人都是獨一無二的存在，我們都有不同的背部，不同的髖關節對於背部也有不同的影響。有些觀念認為存在著某種神奇運動計畫，可以適用於任何情況，這真是荒謬的迷思。很常見的是，有些醫療專業人士與物理治療師完全忽略個人狀況，對每一位病患都使用同一種治療或是方法，雖然這樣對醫師或治療師來說方便又省事，對病人來說卻是一場大災難。

對健康照護人士來說，至關重要之處在於深入了解病人的傷病史，建立出一個客製化的治療策略：

- 第一步是先做出正確的功能性診斷──確定有哪些動作、姿勢、負荷會導致疼痛。
- 第二步是避免引發疼痛的原因。
- 第三步是選擇合適的復健策略,其中包括能避開疼痛和能讓受損組織癒合的動作。
- 第四步是逐步增加無痛活動的種類。

　　請留意,基本的動作模式確實存在,這本書充滿了如何使用無痛方式來坐、站、舉、開車、睡、以及生活的指引。若你想要尋找專業人士指導協助你執行這個計畫,這位專家必須要有治癒你的決心、關心你的病情,還要能全心全力的找出疼痛原因、目前合適的矯正運動、建立合乎邏輯的訓練進程,以及選擇適當的訓練劑量。不過話說回來,讀完這本書後,大多數的讀者將能成功主導自己的復原計畫。

指引 # 10:成功必須透過持續不斷的自我重新評估

　　隨著恢復狀況的進展,復原計畫也必須進化,無痛動作模式以及訓練「劑量」也將會跟著增加,你的無痛忍受度也會提升,目的是要建立一個訓練方案,且操作時要控制在引起疼痛的閾值之下,若訓練時引發了疼痛,你這次就是練得太多太急。因此,復原計畫的第一階段,應該著重在減低疼痛,之後階段的設計,則是遵循重新評估的結果來增加無痛動作。

　　來看一下這個案例:病人可說是幾乎沒有無痛動作的能力。從椅子上站起後只能無痛的走五步,第六步就會造成疼痛,因此目前的耐痛能力就是五步。

　　就這個特定案例來看,病人的五步耐痛能力是如此的低,甚至還不適合與復健專家配合。在病人還沒有足夠耐痛能力的情況下,要增加他的耐痛能力,有一個常用的方法,就是每個小時站起來無痛的走五步,一段時

間之後，他將逐漸建立起可以走六步、七步、八步甚至更多步的耐痛能力。一旦這位病人能一次走比較多步，比如說二十步時，我們也許開始讓他走出家門，每小時在門口巷子走來走去。等到在巷子裡走已經沒有挑戰性時，可以每天走到下一條街角三次，運動／休息的比例降低，但挑戰變得更高。逐漸進階的標準，是經由謹慎評估每個階段的進程來決定。

　　我們檢視了形成「下背法則」的各項指引！簡單的說，當你開始遠離背部疼痛，邁向背部健康時，你能遵循越多的指引，就能越成功的恢復。

第二部

自我評估：找出你背痛的原因

　　為什麼人們總是用會疼痛的方式移動身體？為什麼人們總是用會造成疼痛或是讓疼痛加劇的姿勢和動作來坐、站、和移動？我一直都對這個諷刺的現象感到疑惑。我懷疑他們會用無比疼痛的動作模式移動，完全是因為其根深柢固的習慣，事實上，這就是他們為什麼會一直疼痛的原因。

　　什麼樣的狀況、動作、行為會增加脊椎應力？只要知道原因為何（不良動作模式），就能知道要如何避免。

　　這裡有個普遍適用的方法可以找出疼痛的原因，只有這樣，我們才能設計出有效根除疼痛的計畫。

第五章

用「麥吉爾系統」
來找出你的疼痛開關

用「麥吉爾系統」來找出你的疼痛開關

　　為什麼人們總是用會造成疼痛或是讓疼痛加劇的姿勢或動作來坐、站、和移動？我一直都對這個諷刺的現象感到疑惑：這些受傷以及疼痛的人，似乎都毫不猶豫的以會增加疼痛的方式移動。我懷疑他們持續使用這些不良的動作模式，完全是因為根深柢固的習慣。

　　我們在臨床上的成功，有很大一部份要歸因於我們能辨識出造成疼痛的原因，從而建立出客制化且有多種替代方案的無痛動作模式。只有理解什麼是瑕疵的動作模式，才能進一步知道如何避免。

我要怎麼做以及「麥吉爾系統」是如何運作的

　　對於每一位來到我在大學裡的診所／研究室的背痛病人，我會依據這些程序，通常一開始在門診看到病人時，會先運用邏輯觀察來建立初步的視覺評估。病人如何進入診間？具體的說，病人的行走模式是否有透露出任何的歪曲變形？他們行走時是如何的左右搖擺？一隻腳著地時是否比另一隻腳更重？背痛的病人是如何坐到椅子上和站起來？就像是法醫探員在犯罪現場尋找線索一般，我會敏銳的觀察和搜索任何以及所有的視覺訊息和線索。

　　職業生涯早期，我領悟到我所觀察到的線索，是受傳統訓練的醫生看不到的，這是因為我所受的科學訓練，以及我想還有我對力學機制的偏好所導致。我曾經有機會能與許多優秀的醫師共事，像是 Dick Erhard、Vladamir Janda、Shirley Sahrmann，以及 Clayton Skaggs，在識別動作模式上，每一位都擁有銳利的眼光以及極為優異的技術，而我努力磨練，以達到同樣的技術。

比如說，數十年前，有位病人走進診間，我和另一位外科醫生替他檢查。經過了簡單的觀察後，我對外科醫師說：「**這位病人右側的第四節腰椎有神經壓力，他的那一節椎間盤往後外側凸出，不過這可以透過姿勢調整來舒緩，不需要動手術，再請醫師看一下。**」

這位外科醫師當下真的笑了出來，他說「**這個判斷也太大膽了吧。**」當他檢查完這位病人，發現椎間盤凸出的位置跟我說的一模一樣時，他原先不屑藐視的態度逐漸轉為驚訝。「**你是如何知道的？**」他看我的眼神，就好像我設計了什麼整人遊戲一樣。事實上，我只是運用了動作模式辨識的程序、科學的邏輯，以及演繹推理來確認這位病人的病況。

我可以「聽見」和「看見」病人的痛苦。我能夠聽到他走路時的不對稱：以這個案例來說，他的右腳著地時比較大力，發出了啪的聲音，我歸論是由於第四節腰椎神經根的神經壓迫，使得負責維持右腳抬起的肌肉不能正常運作所導致。在他步入房間並且坐下的過程中，我注意到他啟動了腿後肌群，來取代受到抑制的臀部肌群，不是很明顯，非常細微到幾乎看不出來——但就在那邊等待受過訓練的眼睛來發現。我能做出這些觀察，是根據我們實驗室的研究結果，記錄了背痛是如何抑制這些肌群的常見模式。這些線索一直都在那邊，而且還有更多，外科醫帥自然會大感吃驚。

我的看法是，許多醫師對於病人所呈現出的疼痛已經感到麻木。由於種種原因，醫生會發展出保留與距離，也會刻意避免與疼痛病人有冗長的討論，最主要的原因就是時間不夠，當診間外擠滿一堆排隊的病人時，會造成很大的時間壓力，另一個特性則是由於醫學專科化的過程，削弱了醫師對於整個身體呈現出線索的探究能力。基於這些原因，醫師根本無法好好的「研究」病人。

這些觀察有兩個相當驚人的意涵：在大部分的情況下，你會比你的醫生更能處理好你的背痛，並且，你可以依循你的症狀所給的線索，來判斷該怎麼做。我將會教你如何「研究」自己，並設計一個解決方案。

　　當我已對病人做完初步的觀察後，我會進行深入的問診。經由精準的提問，以及全心全意聆聽背痛病人述說他們是怎麼走到這一步的，我們可以得到相當多的資訊。問診結束時，我將能辨識出有哪些活動會讓背痛惡化、有哪些活動是能承受的、背痛從早到晚的變化，以及背痛的本質、疼痛的部位、身體的感覺、和放射痛的模式。

　　這些資訊讓我可以建立起一個假設，知道該避免什麼，以及可以承受什麼，然後我會幫病人做一些理學檢查，我想要找出哪些動作模式會引發疼痛，以及哪些動作模式可以避開疼痛，我的目標是先辨識出無痛的替代動作模式，再教給病人。我所建議的無痛動作模式將能減少背部承受的應力，這樣才能讓受損的身體組織有機會休息、復原、再生。大自然以其無盡的智慧告訴我們，只要給予適當的環境，身體就能復原。

　　背痛病人完成諮詢後，我將提供他們一個兩階段的復原計畫：首先，他們會有一系列無痛的替代動作模式。第二，當疼痛逐漸減敏時，就可以加入一些運動治療的計畫。有太多醫師都直接讓病人進行阻力訓練，若是跳過移除疼痛根源的細膩恢復過程，這樣通常會進一步傷害病人的脆弱組織，讓他們的問題更加惡化。

　　現在你已經清楚了解，如果你來到我的診間，會接受什麼樣的評估過程，是時候執行你能夠自已做的在家自我評估了！

第六章

自我評估

自我評估

　　目前為止我們已經知道，並沒有所謂的「無具體原因的下背痛」*。疼痛是由某種原因所導致的，只要能辨識出來，我們就會知道疼痛是有「具體」原因的。我們也已經知道，反覆刺激疼痛的組織，只會增加組織的敏感度，而刺激是來自於不良動作和姿勢所產生的不必要應力。這些都是導致疼痛的開關，你的任務就是覺察並辨識出你個人的疼痛開關，並且消滅它們。

　　詳細的脊椎疼痛評估需要專門的診斷技術，但話說回來，只有少數的背痛病人需要這種程度的專業與評估。這個章節將一步步帶領你診斷出你的疼痛原因，但請謹記，沒有任何醫師比你更能瞭解，或是更能衡量出你的疼痛，大部分的情況下，你將會是你的背痛最好的診斷者！

　　開始吧！我建議你先完整讀過這個章節，然後拿本筆記本，挪出點時間，再舒服的讀一遍。讀第二遍的過程中，讓身體跟著步驟一個一個嘗試這些診斷動作，並將你的發現記錄下來。其中有幾項你可能會需要一些協助，所以可以考慮找個人在一旁準備，當你有需要時可以幫忙。

　　一開始我們會先確認你的疼痛並非來自於「險惡」的原因（如腫瘤），再來我們將依照步驟找出你的疼痛開關，最終目標當然是讓你有能力精確的診斷出自己疼痛的開關。在最後的章節，我將引導你依照步驟處理你的疼痛開關，對於少數無法找出疼痛開關的讀者，我也提供了一組指引，以找到有辦法幫你評估，並引導你恢復的最佳醫療人士。

---

* 譯注：「無具體原因的下背痛」（Non-specific back pain）也常稱為「非特異性下背痛」。

必不可少的預防措施

首先，你必須排除你的背痛是由險惡原因造成的可能性，但是這很罕見，第一步是先去找受過訓練，能解讀各種疾病徵兆和檢驗結果的基層醫療醫師。這名醫師該診視的包含：血液檢查結果、近期非刻意的體重改變、所有創傷史、大小便失禁、癌症、毒品靜脈注射、全身性的疾病、伴隨著發燒的背痛、逐漸嚴重及持續的夜間疼痛、腹部疼痛（特別是肚臍與恥骨之間）、馬鞍狀感覺喪失（大腿內側與骨盆底的麻木感）。除此之外，你的醫師將能排除血管和心臟狀況受限的可能性，如此你就能安全的進行身體復原計畫。

非常罕見的狀況是，我曾找到醫師在身體篩檢過程中沒有發現的險惡原因。一般來說，這些病人的背痛對於改變脊椎的動作、姿勢、和負荷都沒有反應，他們的疼痛十分頑強，評估過程中，不管姿勢和動作如何調整，都無法讓疼痛減少。這類病人需要轉回給醫生做更深入的檢查，來找出根本原因。

檢查時會遇到的一些狀況

一般的骨科檢查，會先從測量病人的脊椎動作幅度開始，或是從肌力或神經反射，甚至是測試最大肌力的神經學測量開始。但這些都對找出疼痛原因沒有太大的幫助。

其他醫師走進診間的第一個動作，就是把核磁共振或電腦斷層影像放上螢幕，他們會宣布「問題」在哪，或是沒有問題，整個理學檢查的過程差不多五分鐘。沒有病人應該受到這樣的對待，不過這樣的狀況卻十分常見，我們的目標是，不管病人的狀況為何，都能為他們設計一個專屬的預防與復原計畫。

　　幾年前，我們追蹤了前往某間疼痛特別門診就醫的病人，他們背痛的恢復情況。我們記錄了病人初診時的評估分數，包括動作幅度和背部肌力，然後追蹤幾個月看這些病人的恢復狀況，結果是，病人初診時所評估的分數高低，無法預測誰會恢復得比較好，這表示傳統評估對於預測未來疼痛的好壞，或是減輕目前的疼痛都沒有幫助。這是我們所知道的：

- 動作是由脊椎開始時，可以預期背痛會越來越嚴重。比如說，當一個人要開門時會先動脊椎（而不是先動肩關節或髖關節）時，需要動作控制的訓練。
- 發現某些肌力與動作兩側不平衡的狀況時，可以預期目前或是將來會有背部問題。
- 髖關節僵硬，特別是單邊過緊，可以預期將來會有背部問題。
- 腿後肌群緊繃不太能預測將來會不會有背部問題。但是，左右不平衡就比較能預測將來會不會疼痛。
- 軀幹的肌耐力不平衡會是個大問題，特別是當背部肌耐力比腹部肌耐力弱的時候。
- 久坐與久站所引發的疼痛，通常可以預測未來疼痛會更嚴重。

　　我們的作法是在評估時刻意的激發背痛，以找出背痛的原因。要找出哪些姿勢、動作與負荷會引發或強化疼痛，以及哪些可以做為無痛替代動作時，激發測試就是絕對必要且無可取代的。這些替代動作讓人們可以享受無痛的生活，並且讓疼痛敏感度降低，所以上個月可能會讓你疼痛的動作，下個月卻能變成還可以承受。

　　讓我指引你找出並移除你的疼痛開關吧。

進行你的自我評估

第一步──能幫助你直搗核心的問題：寫下你的清單

首先，拿出一張紙，寫下一整天所有你發現會增加你背痛的動作。再來是第二張清單，寫下那些不會增加你背痛的動作，以及你做的時候可以無痛的動作。現在檢視並比較這兩張清單，看看會導致背痛的動作中，有沒有相似的動作、姿勢、或負荷？如果有，你正開始聚焦在你個人的問題範圍上。比如說，如果坐著超過十五分鐘、早上綁鞋帶和開車都是會增加疼痛的活動，但走路卻不會引發疼痛，這表示疼痛的機制在於姿勢，特別是脊椎屈曲的姿勢。以這個例子來說，我們稱這個疼痛機制為「屈曲不耐受」（回想一下第二章的脊椎屈曲圖示）。

從你的清單中可以找到另一個例子。若走路五分鐘後會開始疼痛，走越久越痛，然而，你發現坐著、躺著，或是腳上有牽引的力量時可以緩解疼痛，如果你的年齡較老一些，像是超過五十五歲，可能就是你有脊椎關節炎。你將會發現，靠著某些方法緩解疼痛，可以幫助你重拾短時間行走的能力，並且慢慢增加每次行走的時間。

接下來，用幾個基本問題來繼續自我評估，這將提供我們所需的線索，幫助你選擇出治癒的方法。

必要的問題

1. **疼痛的程度有變化嗎？**你是否能有無痛的早晨，或者至少有幾個小時無痛？若你的疼痛程度會改變，一定有造成改變的原因。能理解原因就是成功的保證，我們將會教你，要如何辨識出你疼痛的原因。

2. **當你在床上翻身的時候，你會有「緊繃」的疼痛嗎？**如果你的答案是會，那你可能是脊椎不穩定。你也可能會在移動的時候感覺到被刺到或被射到的疼痛感，像是伸手到後車廂拿東西，甚至是打噴嚏，這些都是脊椎不穩定的徵候。你可以透過後面章節示範的穩定練習來建立背部剛性，以避免這些刺痛，如此就能預防脊椎關節的疼痛微動觸發痛覺感受器。其他應該避免的事情，還包括整脊（例如脊神經治療）、脊椎伸展運動，以及許多讓脊椎彎曲和扭轉的常見背部運動處方，例如蠍子式（仰躺彎曲膝蓋，再扭轉脊椎讓膝蓋左右觸碰地面──疼痛時千萬不要做這個動作）。

3. **有什麼會讓你的疼痛更嚴重？**若你能清楚的指出特定活動，那麼疼痛就有個特定的開關，解決方法就是避開觸發這個特定的開關。只要能小心並且正確的控制，你就不需要將像是打高爾夫球或騎單車這些愉快的運動完全從生活中去除，你將只要在從事這些運動時調整你的動作模式，以避免觸發特定開關即可。舉例來說，背痛是不是只有從事特定活動時會發生，像是檢起籃球，或是肩膀揹著槓鈴做背蹲舉？若是如此，你的背部已經能夠承受日常生活所需。然而，在做某些容易導致疼痛的活動時，你會一直重複受傷的機制，這些都可以被辨識出來，並且透過修改動作技巧或避免這些動作來消除。例如，深蹲到最低點的時候要小心脊椎屈曲──就算是微乎其微的程度，對於已經變得敏感的椎間盤突出患者來說，將會觸發椎間盤疼痛。打籃球打到喘不過氣的時候，會使得脊椎失去保護關節的剛性，這或許可以透過矯正呼吸練習來改善，後續會再說明。

4. **最初的疼痛原因是創傷性的嗎？**也許是車禍或者是從高處摔落？還是這背痛是逐漸發生而且沒有明確原因──疼痛有越來越嚴重嗎？創傷意外所引發的背痛，本質上可能是「力學性」的，這代

表應該還是有能夠減緩疼痛的姿勢與動作。

5. 你有沒有任何病史，像是骨質疏鬆症？若有，活動要留意一般性的脆弱──選擇讓脊椎較少垂直壓力的運動。比如說，走路時試著保持直挺的姿勢，因為前彎會增加脊椎所承受的壓力，這類病患應該避免打高爾夫球，因為這個活動會給予脊椎應力卻無法訓練肌肉。對於這類型的病患，除了走路之外，如果脊椎不會彎曲成非中立的姿勢，游泳可能也是個運動選擇。

6. **背痛最嚴重是在早上的時候嗎？** 如果是，床舖的選擇或許要負起大部分的責任，微調床墊的硬度可能是最終的解決辦法。比如說先天下背的弧度較大，或是臀部肉較多的人，在日式床墊或是堅硬、厚實的床墊上通常會睡不好，這會導致他們在仰躺睡覺時腰椎區域無法得到支撐，造成早晨時的疼痛以及僵硬，上層擁有「軟墊層」（pillow top）的雙層床墊通常會有幫助。有些人會用不適當的睡覺姿勢，比如他人建議的「胎兒式」，這樣會增加椎間盤的應力，使其一直處於敏感狀態，解決方法是找出能讓脊椎保持自然弧線的姿勢。

7. **一整天下來疼痛是否增加？** 若是如此，這個疼痛模式指出，你的背部逐漸累積負荷，直到開始表現出疼痛，到了這個程度，只要負荷持續，疼痛就會變得嚴重。所有人都有一定限度的無痛負荷能力，如果一天下來的疼痛越來越嚴重，表示你並沒有好好的執行脊椎衛生。解決方案就是建立更多保護脊椎動作模式的策略，包括「休息時間」，來回復一些無痛的能力。正如同運動員的「間歇訓練」可以增加對訓練量的耐受度，飽受背痛所苦的人，也需要身體承受負荷與休息之間的「間歇」。接下來會提供幾種建議來達成這個目標。

8. **你的疼痛集中在背部中間嗎？** 如果是，首先檢查你的直覺運動策

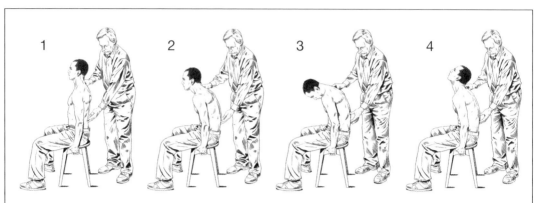

測試一：（1）溫和的把椅子往上拉，來增加背部的壓力負荷。（2）然後脊椎屈曲，再次施加將椅子往上拉的力量，觀察疼痛的敏感度是否有改變。（3）維持駝背的姿勢，並屈曲頸椎，讓脊神經繃緊後，再次施加往上拉的力量。（4）然後伸張頸椎，放鬆神經張力，再拉一次。接著讓脊椎處於伸張的姿勢下重複所有的步驟，觀察哪些步驟會讓疼痛改善或是變嚴重。

略，是否有人告訴你要從駝背的姿勢「坐直」。這個簡單測試能夠看出，你是否以胸腰椎的連結區域（即胸廓與腰椎頂端）做為「鉸鍊」，並且讓動作應力都集中在疼痛處（測試細節後面會詳述）。一些特定的運動可以改善這個問題。

9. **你的背痛也會延伸至臀部、腿部和腳部嗎？**這種疼痛幾乎總是由於腰椎有神經根受到夾擠所導致，會在特定活動時變的更嚴重。此類活動通常涉及偏離中立脊椎的姿勢，比如說脊椎屈曲導致椎間盤越來越凸而讓神經受到壓力。其他可能的原因包括關節炎，因為增生的骨刺會直接壓迫或因為動作而刺激到神經根。再次強調，更為良好的動作通常可以減緩／消除疼痛。

10. **快走的時候，疼痛會增加還是減少？**對於那些疼痛是由於椎間盤突出所導致的人，散步，或是說「逛街漫步」會讓下背痛更嚴

重，但透過肩膀揮動雙臂的快步走（或說是「快速行走」）卻能減緩疼痛，將原本的疼痛機制轉為治療方法。不過對於那些「椎管狹窄」的人，會發現走路只會增加背部所累積的負荷，導致走越多背痛恢復得越慢。這個情況，用「改良式行走」這種結合了休息間隔的做法，就能創造出一種較能保護脊椎的方式──這將在「行走」的章節說明。

第二步──評估你的清單

我們再把列出來的兩張清單，以及「必要問題」裡所得到的答案拿來對照，看看我們能否將範圍縮小到某些共同的特性。第一張清單裡的疼痛行為，是否與必要問題的答案一致？所有會引起疼痛的活動，是否都有共同的特性，比如說特定的脊椎姿勢、某些動作，或是某種形式的負荷或應力？同樣的，所有無痛的活動，是否也都有共同的特性，比如走路？

下一步可以幫助你縮小範圍到特定的疼痛開關。

第三步──透過痛感刺激與減緩測試來分析你的疼痛開關

以下這些測試可以了解你的疼痛開關，並且幫助你找出能夠避開這些開關的替代無痛策略。這裡要說明清楚，以下的測試，我們會刻意讓疼痛或不舒適變的更嚴重，我們會如此做是為了精確辨識出疼痛開關。我們將測試可能是疼痛開關的三種特定項目，分別是姿勢、負荷、和動作。接下來，我們將會找出避免引發疼痛開關的方法，並且讓導致疼痛的組織能夠減敏。

會讓壓力產生疼痛的姿勢

以下測試會刻意讓脊椎承受微量的壓力，以便幫助你辨識出有問題的姿勢。

1. 坐在椅子上，手臂放在身體兩側，抓住椅座下側（測試一）。坐直讓脊椎呈中立位置，雙手施力往上拉來壓迫脊椎。這樣會痛嗎？寫下你的觀察。現在讓你用駝背而不是坐直的姿勢，用相同的力量再拉一次，記錄結果看疼痛是否有改變。最後，用脊椎伸張的姿勢（拱背）再測試一次，記錄你的結果。若坐直的姿勢測試會疼痛，就可以確定「**脊椎壓力**」對你來說是疼痛開關；若駝背的坐姿會引發背痛，「**脊椎屈曲**」就是你的疼痛開關；若你發現脊椎伸張會引發背痛，「**脊椎伸張**」就是你的疼痛開關；若你坐直不會痛，但是駝背卻會痛，你是以屈曲為主要疼痛原因。很明顯的，你的疼痛和姿勢有關。

最痛的脊椎姿勢是什麼？＿＿＿＿＿＿＿＿＿＿＿＿＿＿＿＿＿＿＿
最不痛的脊椎姿勢是什麼？＿＿＿＿＿＿＿＿＿＿＿＿＿＿＿＿＿＿

再來在每個姿勢中加入脖子，或是說頸椎屈曲（姿勢三）以及頸椎伸張（姿勢四）。

姿勢三會讓背更痛嗎？＿＿＿＿＿＿＿＿＿＿＿＿＿＿＿＿＿＿＿＿
姿勢四會讓背更痛嗎？＿＿＿＿＿＿＿＿＿＿＿＿＿＿＿＿＿＿＿＿

　　如果姿勢三比姿勢四還要痛，這表示有神經張力的疼痛，比較可能是由凸出的椎間盤所引起，或是由於關節炎變化所造成。如果姿勢四比較痛，那你有種較少見的神經性疼痛，可能是由於凸出的椎間盤「反勾」住了神經所造成的（請找熟讀我另一本著作《*Low Back Disorders*》的醫師）。現在回到姿勢一，用脊椎伸張的姿勢重複整個流程，如果感覺到更痛，那我們必須進行更多進一步的測試。

這些測驗結果對於解決方案來說代表什麼？簡單來說，如果你把引起問題的動作從你每天的動作中移除，你將能有效的移除疼痛原因。因為以上四個測試都涉及了讓脊椎承受負荷，請多加留意，當你發現自己正處於觸發疼痛的姿勢時，要避免額外施加在背部的力量。有些背痛患者會發現，不管是屈曲還是伸張都會引發疼痛——對這些人來說只有一個無痛姿勢，就是脊椎中立，這些患者在復原期間，必須盡可能的避免偏離脊椎中立的姿勢。有一個動作對於達成這樣的要求很有幫助，那就是「髖鉸鍊」（hip hinging），這能避免由脊椎做為主要的動作部位，而將動作集中在髖關節上。之後我們會更詳述髖鉸鍊。

2. 站著墊腳尖把腳跟抬高，接著讓腳跟落下撞擊地面——一開始先輕一點，這樣一般會在脊椎上製造出大約一點五倍體重的壓力。有沒有引發疼痛或不適？記錄你的發現。再做一次腳跟落下測試，不過這次把下巴後縮靠近胸口，讓頸椎維持在屈曲的姿勢。若你發現屈曲頸椎腳跟落下測試會引發疼痛，用頸椎伸張姿勢再試一次，也就是讓頭後後仰，換句話說就是「往上看」。如果頸椎屈曲的姿勢時最痛，但伸張時卻能緩解，表示你的疼痛有神經受到激刺的成分，可以透過改變頸椎姿勢來調節，換句話說，你的身體表示背部某處有條神經正受到夾擠。往上看的時候，你會發現有個姿勢會減少神經張力，並且緩解疼痛，這並不表示你必須要一輩子仰望天空，你不過是辨識出脖子往前屈曲是疼痛開關罷了。簡單的生活技巧，比如說降低辦公椅的高度，讓你的視線與電腦螢幕更水平，或讓廚具檯面比標準的更高，讓你能在較高的檯面上切蔬果，都有助於避免這個疼痛的屈曲姿勢。同時也要停止伸展，並避免任何關節極限動作幅度的動作，以讓神經敏感度逐漸降低。

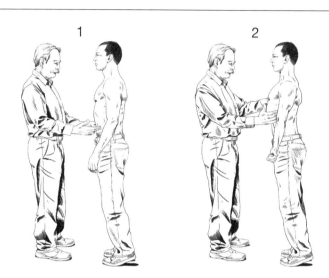

測試二：腳跟落下測試可以確認出動態負荷是否會引發疼痛，以及負荷是不是受到姿勢和肌肉剛性（勁度）所影響。（1）在沒有任何的腹壁肌肉穩固（bracing）之下──你完全的放鬆，輕柔的做腳跟落下測試。接著先讓腹部肌肉繃緊做出腹壁穩固後，再做一次。如果疼痛較為減輕，這表示你找到了一個可以用於負荷任務的舒緩疼痛策略。如果疼痛更加劇烈，那麼用腹壁穩固來承受負荷的策略並不適合你，至少目前還不適合。（2）接著放鬆腹部肌肉，但是用背闊肌和胸肌收縮緊繃來穩固*，將肩膀沈下做出反聳肩後，再做一次腳跟落下測試。記錄這個策略是否有改善疼痛。

最痛的肌肉運用策略是什麼？＿＿＿＿＿＿＿＿＿＿＿＿＿＿＿

最不痛的肌肉運用策略是什麼？＿＿＿＿＿＿＿＿＿＿＿＿＿＿

　　如果你會感到疼痛，我們會重複測試，看看能不能降低你疼痛的敏感

---

* 譯注：也就是用力夾緊腋下。

度。目標是將你的頸椎擺在會引發疼痛的姿勢，但是稍微繃緊腹部肌肉或
建立腹部肌肉剛性後，再試一次腳跟落下測試。疼痛有消失或是減緩嗎？
如果有，那麼穩固與繃緊核心肌群，對於減輕你的疼痛來說會是很有幫助
的工具。如此你就找到了在脊椎負重活動時，能夠提升承受能力的肌肉運
用策略；若是疼痛更加嚴重呢？如果是，那麼你就是無法憑靠腹壁穩固來
承受額外的脊椎壓力，可試著用肩部穩固來代替——藉由收縮胸肌與背闊
肌來讓肩膀後壓下沈，換句話說，就是想像你把肩膀壓低遠離耳朵。再重
複一次腳跟落下測試，疼痛有減緩嗎？若有，你就找到了讓你能提升無痛
承受負荷能力的肌肉穩固模式（muscular bracing pattern）。

　　請記得，藉由找出能避開疼痛開關的技術，並且經過較長時間的無痛
生活，隨著時間，你的疼痛將會減敏，之後你就能重拾曾經引發你背部不
適的活動了。

　　　　哪些方式會減緩疼痛？＿＿＿＿＿＿＿＿＿＿＿＿＿＿＿＿＿＿
　　　　腹壁穩固？＿＿＿＿＿　　＿＿＿＿＿＿＿＿＿＿＿＿＿＿＿＿
　　　　胸肌和背闊肌穩固？＿＿＿＿＿＿＿＿＿＿＿＿＿＿＿＿＿＿＿

減緩疼痛的姿勢：

　　接下來測試的目的，是要幫助你找出哪些是你感覺舒服的姿勢：也就
是能讓你加速復原的姿勢。

1. 這個測試請等你感覺到有些疼痛時再做。站著並且在心裡記下你的
   疼痛程度，這會是你的「基準線」。現在把肚子貼地趴在地上，這
   樣舒服嗎？如果不覺得舒服，花三十秒左右適應看看。若疼痛持續
   或是更痛，就跳到下一個測試，這個測試不適合你；如果這樣做能
   減緩疼痛，那就維持這個姿勢三分鐘。接著用不屈曲脊椎的方式站

起來，關鍵在於以膝蓋為支點，用手推地撐起身體，再把腳跨出呈弓箭步，以髖關節而非脊椎為鉸鍊來屈伸。再次站起來後，這時疼痛是否有減緩呢？若有減緩，這股疼痛很可能是源自於椎間盤突出。維持趴著的姿勢三分鐘，你已經些微的減少了椎間盤突出，因而感覺到疼痛有些緩解。不論你疼痛組織的來源為何，如果這個姿勢能讓你感到「舒服」，你已經證實了屈曲會引發你的疼痛，而無負荷的伸張能移除疼痛。

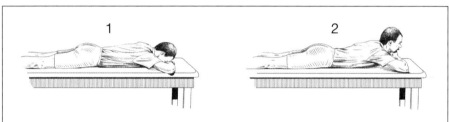

測試三：肚子朝地趴著三分鐘（如果越來越疼痛，三十秒後就停止——但試個三十秒，看看疼痛是否會減緩）。如果姿勢1能減緩疼痛，試看看姿勢2，然後跟姿勢1比較看看是變更好還是變嚴重。採行比較能減緩疼痛的姿勢。

　　趴著時，以及趴完回到站姿後，這種肚子朝地的趴法有沒有減緩你的疼痛呢？＿＿＿＿＿＿＿＿＿＿＿＿＿＿＿＿＿（若有減緩，你就找到了當你需要減緩疼痛或是「過度勞累」時的「關鍵姿勢」。）

　　如果以上的姿勢都會**引發**背痛，那你的疼痛有可能是因為脊椎伸張所引發的，那就讓我們來找看看你的舒服姿勢。為了確認，站起來然後用下背後仰把背部弓起來，這樣疼痛有沒有更加重？若有，背部再伸張一次，但是加上往側邊扭，接著再往另一邊扭，你也許會發現伸張加上往單側扭

轉會引發背痛。若是這樣的情況，用單腳站立（用會痛那側的腳），站得像是要開始踢正步般的挺直，然後重複會引發疼痛的伸張。疼痛有較為減緩嗎？若有，這就證實了建立骨盆與脊椎的剛性，可以提升你對伸張姿勢的承受能力。對你來說，「感覺良好」的姿勢是脊椎不屈曲也不伸張，處於中立姿勢。

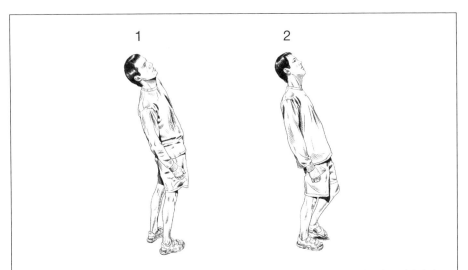

測試四：站立伸張測試。（1）先以雙腳站立，背部伸張接著往側邊扭轉，會導致疼痛嗎？（2）如果會，用單腳站立——疼痛那側的腳，然後重複一次伸張和往側邊扭轉，疼痛有改變嗎？

3. 接下來，用前臂靠在牆壁上做平板支撐。這個動作會創造出一個低風險的安全區域，讓我們能測試各式各樣的姿勢。首先，緩慢的用下背部屈曲和伸張，再來試試用髖關節屈曲和伸張。理想上，你將會找到一個在髖關節與脊椎搭配下，最能減輕疼痛的姿勢，練習從脊椎中立的位置開始，找出這個能夠減少／消除疼痛的姿勢，理想狀況下，你將能夠把這個健康的姿勢融入日常活動之中。開始嘗試

並修改像是坐在汽車座椅上和遛狗等活動的姿勢，讓它更接近找出來的減緩疼痛姿勢。

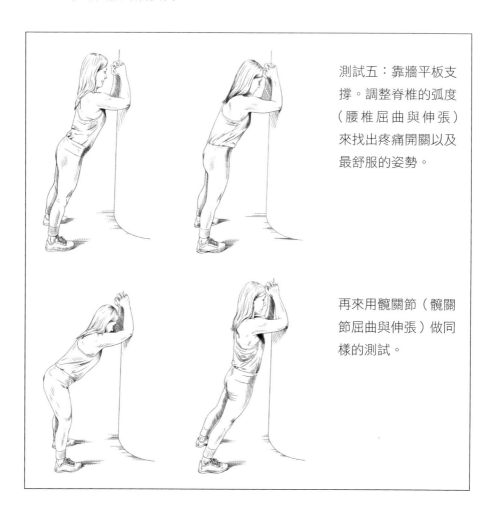

測試五：靠牆平板支撐。調整脊椎的弧度（腰椎屈曲與伸張）來找出疼痛開關以及最舒服的姿勢。

再來用髖關節（髖關節屈曲與伸張）做同樣的測試。

記錄在髖關節與脊椎的搭配下，最能減少疼痛的姿勢＿＿＿＿＿＿＿＿

會引發疼痛的負荷

下個測試要辨識，透過脊椎施加力量的動作，是否會引發疼痛。

1. 拿一個2公斤的重量，用背部無痛的姿勢站好，對大多數人來說，這個姿勢應該是脊椎中立，或是些微偏離中立。把重量在腰帶扣的位置拿穩，觀察並記錄是否有任何疼痛。若你能舒服的擺出這個姿勢，接著伸直手臂拿著重量遠離身體，這時有疼痛嗎？若有，我們可以得到結論，現階段你的背部非常「不耐負荷」。從日常生活的角度來說，這應該轉化為在復原期間，你的背部應該除去任何不必要的負荷，意思是直到你更健康之前，要請別人幫你搬運沈重的雜貨，整理花園之類的活動也要先延後。這裡有個技巧可以幫助你在

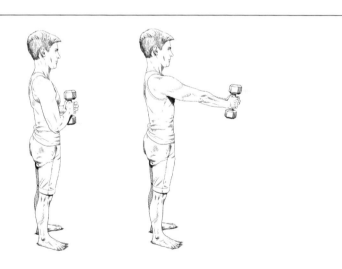

測試六：拿著重量（試試看2公斤的輕重量）會增加疼痛嗎？記得調整你的脊椎弧度，測試中立脊椎弧度能不能減緩背痛。接著再試試用肌肉做腹壁穩固——這樣有減緩疼痛嗎？

此階段承受較小的負荷：藉由讓核心增加剛性，和矯正任何鬆弛的脊椎姿勢來調整腹部肌群，看看能否消除疼痛。

當你的脊椎呈無痛姿勢時，把重量拿在身體前方會引發疼痛嗎？

透過肌肉做腹壁穩固，結果有不同嗎？＿＿＿＿＿＿＿＿＿＿＿

會引發背痛的動作：

讓我們來仔細認識一種時常引發病痛的動作模式，並學習如何避免。

1. 如果你已經知道你的脊椎不耐負荷，那麼最好避免這個測試。架一支槓鈴或是重量在肩膀上，轉動骨盆讓你的腰椎彎曲，先屈曲接著伸張──恕我直白的說，這就類似做愛時的動作。這個動作有引發疼痛嗎？如果有，腰椎動作就是你的背痛開關。下個段落將會教導你如何用髖關節，而不是脊椎來彎曲身體，有沒有遵照指示，對你的復原至關重要，有許多運動員都成功維持住他們運動表現的能力──你也可以。只往一個方向動作──也就是只屈曲或伸張時，會引發疼痛嗎？如果會，記錄下來你無法承受哪個方向的動作，而且你必須要調整動作模式以避免疼痛。處理無法承受動作的脊椎，關鍵就是學習穩定你的背部，改由將你大部份的動作都經由身體的主要關節（例如你的肩與髖關節）來執行。

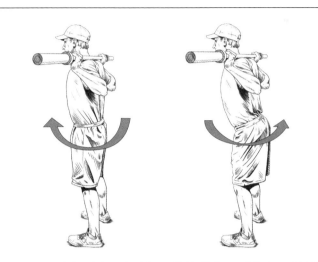

測試七：運用骨盆動作測試，來確認腰椎的動作承受能力。用肩膀扛起負荷——通常用一根空的槓鈴即可，轉動骨盆前傾後傾來產生腰椎的動作。這有沒有引發你的症狀，或是造成不舒服？

屈曲／伸張的動作會讓你更疼痛嗎？_____　_____

姿勢與動作的評估：

　　目前為止，我們已經大致涵蓋了背部評估的基礎。透過前面兩個自我評估的段落，你應該對於導致你疼痛的原因有些想法了，現在讓我們就這個脈絡再更深入一點。

1. 站立姿勢評估。對大多數人來說，站直時不要下巴前凸或圓背塌肩，就是減低背部負荷的理想姿勢，這裡有個快速測試。不良的姿勢導致這些肌群整天都要保持用力，完全沒有機會放鬆，這會造成肌肉性背痛——不過現在你知道要如何避免了，就是修正你的站姿，之後我們會介紹一種可以幫助你修正姿勢的伸展方法。

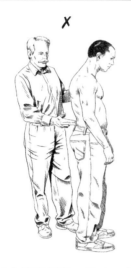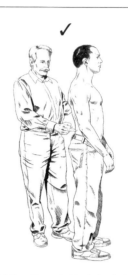

測試八：站立姿勢評估。找出一個可以放鬆下背肌肉的站立姿勢，觸摸感覺下背的肌肉，摸起來是僵硬的收縮著嗎？若是，稍為後仰到較為直立的姿勢，你將感覺到肌肉放鬆。測試一下你要怎麼做，才能達成這樣的放鬆狀態。現在，讓下巴前凸——感覺一下肌肉用力的狀況；或是圓起肩膀變成駝背的姿勢——你是不是感覺到背部肌肉又開始用力了。這個測試的目的，是要在站立時能減少這些肌群的活動，不這樣做，將會導致肌肉抽筋緊繃。

你需要做什麼才能讓下背肌肉放鬆？ _____

_____

　　我在做評估時，接下來通常是分析動作模式，透過分門別類的邏輯演算來揪出動作缺陷。與其讓你經歷最具挑戰性的患者所需要的廣泛評估，不如更謹慎的直接教你理想的動作，這會在下個段落說明，千萬別小看「動得好」的重要性。

　　要完成這個段落，且真正深入了解你所承受的疼痛，你必須靜下來，

並將你所辨識出的疼痛開關與動作模式連結起來。當你刷牙時，會引發疼痛嗎？會的話，是因為脊椎屈曲引發了疼痛嗎？那你得學習如何用不引發疼痛的方式刷牙。手高舉過頭時會引發疼痛嗎——這是由於脊椎伸張導致的疼痛嗎？你是否有發現哪些建立肌肉剛性的策略，可以幫你減緩或是避免疼痛？讀完本書的下個段落，你將學會幾種避免打開疼痛開關的動作。特別留意要把脊椎控制在無痛，並且較能夠承受負荷的姿勢。

注意：如果你感覺並沒有成功辨識出自己的疼痛開關，幾頁之後有個段落，可以指引你找位醫療人士來幫助你。

步驟四──評估你的個性類型，這也是影響復原的因子

我們已經稍微討論過，個性類型會如何影響治療背痛的成功率，但這值得更深入探討。這裡，你必須誠實地面對自己，你的個性比較傾向 A 型還是 B 型？這有什麼差別？A 型個性努力積極，會確保他們完成每日待辦清單上的所有事項。A 型個性的人會不停逼迫自己，也會不停逼迫自己的背部。通常，當我給 A 型個性的人 個 8 下反覆的運動，當作他們每日例行訓練的一部分，他們回去後會做 16 下，然後回診時納悶的問說怎麼背痛沒有改善。他們就是那些宣稱自己得要每天去健身房做有氧運動的人，害怕休息一天體能就會變差。如果這聽起來跟你有點像，你**必須**要允許自己放輕鬆，若是你繼續把自己推向極限，就不可能會復原。先移除你找到的個人疼痛開關，然後藉由練熟本書下一個段落的復原運動，**慢慢地**重建你對於身體活動的耐受力。

相反的，B 型的人有著比較懶散的個性，聽到我給 8 下反覆的運動處方，他們通常會找個藉口解釋為什麼他們那天只需要做 4 下。如果這樣的狀況比較像你的風格，該是時候上緊發條了。如果你是認真的想要擺脫疼痛，就必須採取必要的步驟，從而達到適當的復原。教會自己更勤奮的日常養生，你就更有可能成功。

　　以上兩個都是極端的範例，而且這兩個例子都有問題。A型個性的人從不讓他們的背部休息，所以久痛不癒；B型個性的人無法獲得能無痛控制姿勢，與負荷所需的基礎背部體能。如果你屬於兩種極端之一，我鼓勵你對抗你的天生傾向，找到中庸的方法。

步驟五──測試你的疼痛分類，以及辨識引起疼痛的動作模式

　　每一種類別的背痛，都可以藉由其特徵來區分，對某一種背痛有幫助的作法，可能會讓另一種惡化。實際上，所有類別的背痛都可以透過適當形式的「核心大三」訓練動作，練習適當的脊椎衛生原則，再加上間歇式快走，就形成了此書的核心訓練計畫。不過，這裡會有每一種背痛類別的一般性原則，並加上一些特定的指引，有些建議目前還沒有介紹──將在之後的章節說明。

脊椎屈曲的疼痛

　　特徵：駝背坐姿、前屈整理花園、甚至連綁鞋帶都會導致疼痛加劇。

　　可能的原因：幾乎都是椎間盤突出。

　　緩解疼痛：肚子朝地趴著，且每次吐氣時都讓下背往地面貼近。

　　練這個：練習「游擊手蹲」（shortstop squat），並且用它取代所有身體前彎的動作；練習脊椎衛生的原則（這些全都會在第八章說明）；練習「核心大三」訓練動作。

　　避免這個：身體前彎時，避免在脊椎產生屈曲動作，並學習使用「髖鉸鍊」。避免長時間維持相同姿勢──例如久坐或久站。

動態負荷的疼痛

　　特徵：上下樓梯、或是走在不平的路上所引發的疼痛。

　　可能的原因：椎體終板受到壓力性傷害。

緩解疼痛：肚子朝地趴著。

練這個：練習腹腔穩固或是「胸肌—背闊肌穩固」，並且「微調」穩固到剛好減輕疼痛而不會過度穩固。

避免這個：避免像是跑步等動態負荷，坐或站著時避免暴露在震動來源之中，例如操作重型機具。

頸椎屈曲的疼痛

特徵：背部、臀部或是腿部的疼痛會隨著頸部屈曲而加劇，這是因為頸部屈曲導致脊髓的張力增加。

可能的原因：從脊髓分支出的神經根，因為力學性刺激而增加了敏感度。偶而屈曲頸部可減緩放射性疼痛——這通常表示椎間盤突出形成了「神經根反勾」（underhooked nerve root）。

緩解疼痛：找到適當的頸部姿勢。

練這個：從減輕椎間盤突出開始，像是肚子朝地趴著。實行脊椎衛生技巧的矯正運動計畫後，再考慮神經滑動。

避免這個：不可伸展。

壓力的疼痛

特徵：例如在身體前方承受負荷，或像是打開窗戶時的疼痛。

可能的原因：可能的原因包括脊椎或椎間盤受到了壓力性傷害。

緩解疼痛：試試脊椎衛生原則。

練這個：運用脊椎衛生原則減低負荷，可考慮玩玩看「虛擬手術」復原遊戲。

避免這個：身體前傾取物。

陣發性背痛

特徵：無痛期中間穿插了從不舒服到極痛苦的疼痛發作。

可能的原因：椎間盤幾乎都是疼痛的根源。扁掉或是凸出的椎間盤可能會擠壓到神經，造成的壓力會產生橫跨背部、臀部、腹股溝與腿部的放射性疼痛。

緩解疼痛：某些姿勢可以緩解疼痛，某些則是會讓疼痛加劇。辨識出這些姿勢，避免會導致疼痛的姿勢。

練這個：辨識出疼痛開關並且避開它們。你將需要回想是什麼引起了疼痛，是整理花園、打噴嚏，還是工作時久坐？你將需要為了疼痛開關，避開或是改良技巧。

避免這個：會打開疼痛開關的姿勢。

寫下疼痛紀錄

這種方法，是為了釐清你的陣發性疼痛的原因──以及是什麼造成你有些日子會無比疼痛。每一天，把你背部的感受記錄下來，也要記錄你做的活動、做的時間、活動強度或相關的使用負荷，還要包括休息時間，是坐在椅子上還是躺著，把姿勢記錄下來，當你坐著的時候，有使用腰靠來支撐腰椎嗎？這樣你懂了吧，越詳細越好。等到你在紀錄中累積了四五天以上的疼痛日後，回過頭檢視一下，你將發現其中的模式。特定模式會造成你在某些日子比平常更痛，先把焦點放在背痛加劇前的一到兩天，是不是有哪個活動，或是哪個長時間的活動導致了後續的背痛？

行走特定距離的疼痛

特徵：一開始走路還能承受，但沒過多久就痛了起來。

可能的原因：通常與年長者以及關節炎有關。如果發生在較年輕的人身上，比較有可能是薦髂關節或是小面關節之類的關節問題；椎間盤和／或發炎關節受到實際累積的負荷，導致局部神經的刺激，有些時候疼痛還會往下延伸至腿部。

緩解疼痛：找出能緩解疼痛的姿勢，通常是坐著或是躺著。避免讓背部做重複性的動作。

練這個：間歇性的訓練「走路」，分成數個能耐受的「區塊」，每個「區塊」完成後擺出緩解姿勢，隨著時間，就能建立起走路的耐受度和整體的復原。

避免這個：避免走路時間長到會引發疼痛，反之，在你還感覺良好時就該停止走路。

脊椎後彎或扭轉的疼痛

特徵：因為往後彎曲或是扭轉動作所引發的背痛，扭轉加上脊椎伸張通常會更加嚴重。如果單腳站立時疼痛減緩，這表示疼痛與不穩定有關。

可能的原因：通常是椎間盤病灶伴隨著小面關節受到影響。

緩解疼痛：避免脊椎伸張與扭轉。

練這個：學習運用髖關節移動。

避免這個：避免背痛誘發姿勢，並用你感覺良好的姿勢來取代。

進行特定運動才會發生的疼痛

特徵：比如說，只有背蹲舉或是硬舉時才會疼痛。

可能的原因：有瑕疵的動作機制使得特定組織過度負荷，或是負荷太高，或是訓練量太大。

緩解疼痛：避免或修正動作。

練這個：辨識出背痛開關與動作瑕疵，並將它們移除。減少訓練量，若你是做負重的動作，就把重量調低，把注意力放在透過良好技巧執行的健康動作。

避免這個：會引發疼痛的動作。

步驟六：處理沒有定論的評估結果

就大部分的案例來說，上述診斷方法能有效找出你個人的疼痛開關。切記，最重要的不是找出你病狀的名稱，而是辨識出什麼樣的姿勢、負荷、與動作才會使你的疼痛加劇。話雖如此，還是有一小部分的人，在接受了上述的自我診斷測試後，出現多種結果，而無法指出明確的疼痛開關。這些人也許發現不管做什麼，都會引起相同程度的疼痛，或是這些刺激測試都無法產生症狀。更麻煩的是，有少數的案例會從他們的評估結果中得出混合的訊息，無法指向一個能辨識的疼痛開關。

接下來的建議對於那些「有些日子比較痛，有些日子比較不痛」的人來說十分受用。好消息是他們有擁有無痛度日的能力；壞消息是他們不知道要如何才能有更多的無痛日子。這些人必須寫下疼痛紀錄，才能找出他們疼痛的原因。

有極少數的人無法從他們的疼痛紀錄中找到疼痛模式，對於他們，我建議找個口碑良好的醫師做更進一步的檢查。就算是那些已經找出結論的人，或許也可以去徵詢第二意見（雖然我相信，如果你已經找出造成你疼痛的原因與減緩的機制，那麼你就擁有踏入下一個階段的所有知識了）。我強烈建議你去看我寫給醫療人員的《Low Back Disorders》這本書，看醫生的時候帶一本去，當作他們對你的髖關節、腰椎的神經根、骨盆環、薦髂關節、小面關節等部位進行更進一步檢查時的指引，同時加上神經敏感度與肌肉不平衡等測試。若你是想要最大程度擴展知識基礎的讀者，我

鼓勵你親自閱讀這本書，它也將作為參考，讓你在檢查的過程中，能與醫師用「相同的語言交談」。

找到足夠水準的專業建議將會是個挑戰，而且由於某些醫師所做的檢查無法非常全面，你最好帶著先前你自我評估時的紀錄，別害怕成為自己背部健康的最佳支持者。

這裡有一些建議可以幫助你，確保你能獲得好的建議。

你的醫師會做的檢查

經由閱讀這本書，你可能已經對於疼痛、疼痛開關、以及如何避免引發疼痛動作的方法，有了更深一層的了解。我希望你也能更加了解影響你背部的生理機轉，並且有能力對醫師所做的檢查及檢查結果，提出明確的問題。

檢查：詳盡的檢查包含了什麼

這些是脊椎專業的醫師應該檢查與做的事情。醫療專業人員需要將背痛的種類微調、琢磨、並進一步細項分類，頂尖的醫療專業人員會給你直接的指引，讓你知道身為患者，有什麼不能做，以及接下來應該要怎麼做。如果醫師對於你疼痛的原因以及要如何避免，無法提出明確的指引，那這位醫師就沒有足夠的背痛專業，我會建議你另尋高明。如果你所獲得的只有止痛藥物，那你也必須換一位醫師。

醫師幫你進行精確的診斷時，會執行精準的疼痛刺激測試。想像一下運動比賽中運動員受傷時醫療人員的作法吧，他們會把有問題的部位（就說是膝蓋好了）以各種不同的動作和位置移動，並詢問運動員「這樣會不會痛？」。醫療人員要能精準的引發疼痛，才能進一步做出診斷，最後建議這名運動員要如何治療與消除疼痛。醫師應該使用精準的疼痛刺激測試，來進行同類的測試。

　　患者應得知完整資訊：困難、治療效果不佳的背痛患者，理應得到專業的評估。

　　背痛醫療專業人員經常使用的名詞是「非特異性背痛」。有時他們會稱之為「特發性（idiopathic）背痛」，或是「腰薦拉傷（lumbosacral strain）」。當醫師與物理治療師使用這些診斷名詞時，他們真正的意思是「並未診斷出結果，找不到導致疼痛的原因」。我希望這本書讀到這裡，你應該了解所有背痛都可以追溯到某種原因，我們把這些原因稱為背痛開關。將某人的背痛貼上非特異性的標籤，是一種毫不避諱的暗示，暗示疼痛都是患者腦袋裡的心理作用，只不過是心裡想像出來的。最糟糕的地方在於，非特異性疼痛這樣的概念，會被保險公司用來當作排除病患申請給付的藉口，無論你之前的經驗為何，要知道非特異性背痛是個迷思。以下就是專業的醫師看診時會檢查的項目。

每一位背痛患者都需要知道的事情

　　大多數的讀者會發現，書中這些自我評估已經足夠，因此，那些需要專業評估的人，應該會有具體的期待。以下各點組成了一套既有效又全面的醫療診斷，且能推動並且促進完整長期復原，加上能在短期內控制症狀的策略。這是你該期待的幾個重點：

1. **檢查結果**：每一位患者都應該得知他們的檢查結果、得分、和所測量的數據（並得到充分解釋）。強烈建議你在醫師說明時做筆記，如果醫師使用了你無法理解的醫學術語，你就必須提問！離開時，你應該充分理解你的檢查結果，並且可以用自己的說法重新解釋給另一個人聽。

2. **你的疾症的自然病程**：每位患者都應該得知他們疾病的前因後果。就跟其他疾病一樣，背痛也有自然病程。雖然有些組織傷害，特別

是與椎間盤有關的組織傷害，會引發骨牌效應而導致長期持續的疼痛敏感化，不過大多都可以有效的控制而避開疼痛。你應該要知道後續該期待些什麼。

3. **預後（對病情發展的預測）**：每位患者都應該被告知預後。換句話說，討論應該包括長期的完全、徹底復原的機率，或者至少能掌握從傷害中獲得緩解疼痛能力的可能性。大多數背部疾病都可以被控制，使得疼痛只是偶發，脊椎也會在治療過程中自行修復。等到傷害治癒，脊椎自然強化後，患者將完全感覺不到疼痛。

4. **處方**：這個處方不是藥師開的！每位患者都應該拿到一個能夠執行和維持無痛活動的「姿勢」與「動作模式」處方。這裡要採用正確的背痛分類，以及對應的矯正治療。理想上，具體的醫療運動（remedial exercise）應該在回診時與醫師一起「微調」，並且持續朝向康復的道路前進。

4. **疼痛的原因**：每位患者都應該得知清楚確定和解釋的疼痛原因。好的醫師會向你展示導致你立即性疼痛和遲發性疼痛的姿勢、動作、與負荷，然後示範避免這些已經確定疼痛開關的替代動作。

6. **復原計畫**：每位患者都應該有一個全面性的復原計畫，包括多面向的矯正與治療運動進程，並且設下基準作為進階的指引。一開始的進展必須專注在第一個目標（消除疼痛），一旦這個目標成功後，第二個目標就是擴展活動種類範圍，並且增強無痛的動作表現。本質上，你會希望你的復原計畫能夠隨著疼痛減輕而調整，從小目標著手，逐步建構遠大的夢想！

幫你的評估打分數

　　與醫師會面後，在心中回顧會談的內容以及你所做的筆記。你覺得你得到的評估值得嗎？以下是幾個要思考一下的想法：

- 只有極其少數技術高超的醫師，能夠只看解剖結構就診斷出背部問題。但假如引發疼痛的組織不只一處，那會發生什麼問題呢？只有試圖想把「疼痛切除」的外科醫師，才會想要精確的辨識出哪一個組織是主要的疼痛根源。可悲之處在於，有些醫師根本沒有正確查明有問題的區域，就在錯誤的組織上動刀。如果你是接受外科醫師的建議，請確認他們能確定疼痛根源，否則，應該要把注意力聚焦在控制會引發背痛的動作、姿勢、與負荷，而不是實際的組織。

- 背痛患者習慣性不斷重複的某個特定動作、姿勢、或負荷，幾乎總是會讓背痛惡化。評估後，你應該會明白自己的疼痛開關為何，以及日常生活中最有可能會打開疼痛開關的情況。將這個知識與避免策略相互配合，就是復原的關鍵。

- 你的預防計畫，應該要設計成能消除透過刺激測試辨識出來的特定疼痛動作、姿勢、與負荷。

- 復原計畫的設計應該要能提升耐痛能力，並學習替代的動作模式。

- 背痛患者應該依據其個別的疼痛不耐度來分類。類別的例子包括：陣發性背痛、行走特定距離的疼痛、脊椎後彎或扭轉的疼痛，以及可能的原因。

- 正確的評估不會使用像是「退化性椎間盤疾病」這種籠統的用語，世上沒有這種疾病。

- 如果建議的治療方式未能在給定時間內達到預期的效果，則正確的評估，可以提供清楚的臨床治療方向和替代計畫。

最困難的患者專屬：用假設測試（Hypothesis Testing）來診斷。

　　偶而有些背痛的情況比較難以診斷和理解，更複雜的是，疼痛問題的原因可能不只一個。這些狀況較為複雜的病患，將需要診斷專家的協助，這些就是我所看到的困難患者。透過假設測試來診斷，將有助於處理這類

用簡單評估無法產生結論性病徵的複雜患者，一旦評估得出結論，復原計畫將成為「進行中的實驗」。這時，復原計畫中每次只改變一項變因，用每日日誌記錄這些內容，可以幫助我將治療計畫與進展連結起來，因此，如果有進步，或是疼痛惡化，就能單獨找出造成影響的變因。這是一個較長期的過程，不過這樣的方法可以幫助我處理最複雜的患者。

總結

　　透過正確的自我評估，多數人都能辨識出引發個人背部疼痛的姿勢、負荷、與動作。他們也應該能分辨出「神經張力」是否是導致問題的因素之一。切記，復原的過程中，你**不做**什麼與你**做**什麼幾乎同等重要，把會加重背痛的動作完全剔除，並用健康的動作取代，你日常生活中的大多數動作，都能修改到更適合你。

　　面對醫師所做的檢查時，要記得以下幾點：大師級的醫師會「教導」病患他們疼痛的原因。如果你的醫師沒有向你表明疼痛的具體原因，那你就需要考慮另尋其他醫師的服務。

第三部

修復工作：打造無痛的活動

　　請謹記80％俱樂部——遵循這個計畫的人會變得更好的機率。剩下的20％會從這個計畫開始，但需要本書下個段落介紹的一些特殊調整。現在先回顧一下整個計畫大綱：

1. 消除引發疼痛的原因，並找出無痛的姿勢。（躺、坐、站）
2. 建立起讓你在功能上無痛的姿勢與動作模式。
3. 執行讓每個人在日常生活中能穩定軀幹、核心與脊椎的必要運動（麥吉爾核心大三運動）。
4. 建立行走計畫。
5. 活化髖關節。
6. 每天都做以動作模式為基礎的運動，例如：推、拉、負重行走。
7. 做任何活動時，都選擇對脊椎健康的方式。

第七章

移除疼痛的原因

學會基本的動作工具

移除疼痛的原因
學會基本的動作工具

　　閱讀過先前的章節後，你應該對於哪些姿勢與動作會導致或是惡化你的疼痛，已經有了不錯的概念，也應該意識到可以舒緩疼痛的姿勢與動作為何。接下來，我們會一步一步的引導，將這些無痛動作融入你的日常生活之中。

　　對於長期背痛的患者，必須用「最節省脊椎」的方式來活動，才能逐漸降低疼痛敏感度；對於那些反覆急性疼痛發作的患者，這也是他們在未來避免引發背痛的關鍵。我們的無痛姿勢與動作策略，必須根源於意識上的覺察與參與，你的成功與否，取決於你能否有自覺的活動，能否避免精神恍惚，以及避免那些漫不經心的時刻。要有意識並覺察自己的動作，若你能維持長期「保護脊椎」身體覺察的意識，無痛動作很快就會成為自然而然的習慣。

　　以下的運動一開始看起來可能很簡單，但我強烈建議你執行時要留意細節。

　　我們先從掌握「腹壁穩固」的技巧開始。這是一切的基礎：當你繼續學習其他動作模式時，都要維持這個技巧。

「腹壁穩固」（The Abdominal Brace）

　　記得曾經提過的，必須建立核心剛性，才能避免疼痛的脊椎關節微動，也才能讓髖關節與肩關節有更多的動作，這是透過腹壁穩固，也就是背部健康工具箱裡的重要工具來達成，而腹壁穩固的概念，跟單純的肚子用力是截然不同的。「縮腹」或是「肚臍往脊椎縮」一直被譽為對脊椎健

康有益的穩固技巧，然而，這樣的想法是另一種有害的背部迷思，隨著有些物理治療學派、皮拉提斯，以及一些健身潮流而流傳。

　　真正的腹壁穩固，是腹部肌肉輕微收縮，就像是你準備在肚子中間被揍一拳一樣，但輕輕的收縮。現在來「調整」穩固的力道，當我說調整，是要你逐漸調節收縮的力道，直到找出最佳的剛性，像是用調光開關逐漸調整室內的亮度一般；同樣的，你要避免像是只能全開或全關的開關，直接從一個極端到另一個極端。當舉起重物的時候，就提高腹壁穩固的剛性；當需要脊椎姿勢控制的活動，像是走路或是從椅子上站起時，則用較少的剛性。腹壁穩固不要超過，只要做出足以避免疼痛的剛性即可。

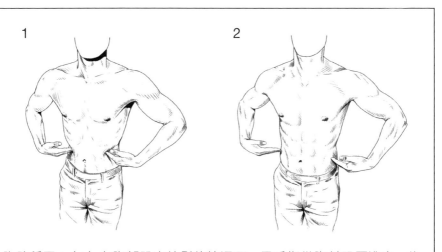

腹壁穩固：（1）在腹部肌肉放鬆的情況下，用手指從腹斜肌壓進去，約是肚臍旁5到12公分處，這個位置在腹直肌的外側。（2）不要內縮腹肌，而是溫和的繃緊腹壁，感覺手指被往外推。不要把肌肉縮進去，也不要推出來，只要啟動它們用力即可。

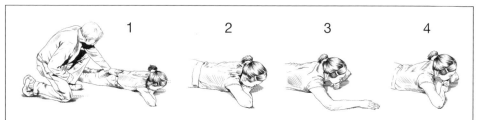

臉朝下趴著並放鬆（1，2）。每次呼吸都把思緒專注在你的下背——每次吐氣時讓下背放鬆沈向地面。若這是個減緩疼痛的姿勢，就把一個拳頭墊在下巴下方（3）。接著試看看把兩個拳頭相疊墊在下巴下方（4）。若這樣會更不舒服，回到墊一個拳頭的姿勢。用這個姿勢趴著3分鐘。

尋找無痛的姿勢（臥姿、坐姿、站姿）

如果你目前正處於急性疼痛，做更多運動是幫不上忙的，首要的任務是減輕你的疼痛。疼痛通常會產生一種「避痛姿勢」（antalgia），意味著失去正常的脊椎「弧度」，這種避痛姿勢會導致下背不正常的平直，而我們的目標是恢復腰椎的自然弧線。讓我們用以下幾個動作來嘗試看看。

臥姿

肚子朝下俯臥趴著，兩手平放墊在下巴下方，這應該會撐起你的頭讓你視線朝前，停在這個姿勢20秒。如果你發現疼痛並未增加，就繼續。現在用一個拳頭垂直墊在下巴下方：小拇指貼著地面，大拇指和食指圍成一圈托著下巴。疼痛有變好或變得更嚴重嗎？若有變好，試著放鬆臉和頸部的肌肉，讓身體沈浸在這個姿勢。繼續越來越深的呼吸和放鬆，每一次吐氣都讓下背部更沈向地板。專注在你的呼吸上，讓你的下背恢復自然的弧度。如果墊著拳頭會讓疼痛更嚴重，退階回到把手平放墊在下巴的姿勢，或甚至下巴不墊東西並且把頭側放躺著；如果這樣還是會增加疼痛，

就必須停止這個俯臥的姿勢。

　　如果這個姿勢是放鬆、舒適、且無痛的話，試著把**第二個**拳頭疊在第一個上，現在你是肚子朝地俯臥著，下巴下方墊兩個垂直相疊的拳頭（參見上圖），同樣的，在這兩顆拳頭的姿勢下，試著放鬆並把氣深深吸到你的下背。對某些人來說，這也許會產生一種略為伸展開來的感覺，你下背呈現的放鬆弧度，不只有療效也很有益處。如果這種兩個拳頭的方式有幫助，把它加到你的姿勢種類裡，直到你每天的疼痛獲得舒緩；如果這個姿勢是不舒服的，請退階回到用一個拳頭就好。你現在找到另一個有幫助的無痛姿勢了！

　　現在站起來，站起時試著不要動到脊椎。運用在自我測試段落中所使用的技巧，接下來我們也將會更進一步解析這個技巧。

　　現在的你站得直挺。在俯臥姿勢的練習後，你有感到比較好還是比較壞嗎？你的坐骨神經痛（sciatica）或是腿部的麻木感有消失嗎？如果你有感到比較好，那就恭喜了！你發現了另一種避免疼痛的替代動作模式，能夠消除脊椎屈曲。試著肚子朝下俯臥，每幾個小時就重複做這個拳頭墊在下巴／站立姿勢的練習。在極度專注下放鬆頸部的肌肉，然後回到原來俯臥的位置，安靜的維持這個姿勢，但不要超過三分鐘。請記得你的目的是嘗試恢復脊柱前凸（lordosis）（或是下背的自然弧度）。通常，就算是像這樣的簡單動作練習，就能讓患者克服因為每天重複動作所導致的急性疼痛。對於那些做了這個動作練習後，反而會讓疼痛更嚴重的患者，我們換一個方法。

坐姿

　　現在讓我們把重點放在努力找出一個有助於減緩疼痛的低應力坐姿。坐在辦公椅上，並且讓你可以從鏡子中看到自己（參見下圖）。先讓自己陷進椅子呈駝背姿勢，然後挺直坐好。留意你在兩種姿勢轉換時的動作策

略，是抬起胸口還是向前轉動骨盆？（參見下圖）。要放鬆脊椎而不施加肌肉產生的應力，比較好的動作模式，是兩個動作都做一些——轉動骨盆並且抬起胸口。熟練這個矯正動作，就能減少坐姿的應力與疼痛。

　　要維持這個無應力的坐姿，用一個腰椎靠墊可能會有幫助（我們推薦Lumbair靠墊，可在www.backfitpro.com選購，參考下頁圖片）。看電視或是使用電腦工作時，都可以運用這個矯正坐姿，但要注意，這個姿勢無法在軟軟的沙發上達成，坐著的時候，你的脊椎需要依靠穩定的表面，才能有足夠的支撐。還值得一提的是，雖然「舒服的」將身體縮在在沙發上，抱著枕頭讓頭往前傾，或是讓自己癱軟在一個像是懶骨頭椅子一樣毫無支撐的表面時，一開始可能感覺還不錯，但時間一拉長，對自己是沒有任何好處的。這個「還不錯」的感覺，是觸發了與仰躺時把膝蓋抬靠近胸口相同的伸展反射。在這兩種狀況下，這種放鬆的感覺都只是暫時的，實際上你只是增加了椎間盤的應力，必須避免這個姿勢。

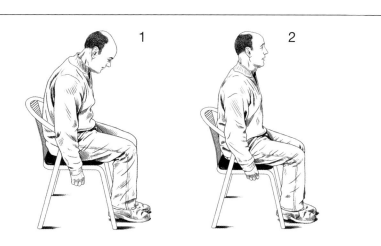

你坐著的時候看起來像這樣嗎？這兩個姿勢都無法讓脊椎應力降至最低。駝背的脊椎承受著應力（1）而在無支撐的情況下，下背部也會持續承受著應力（2）。

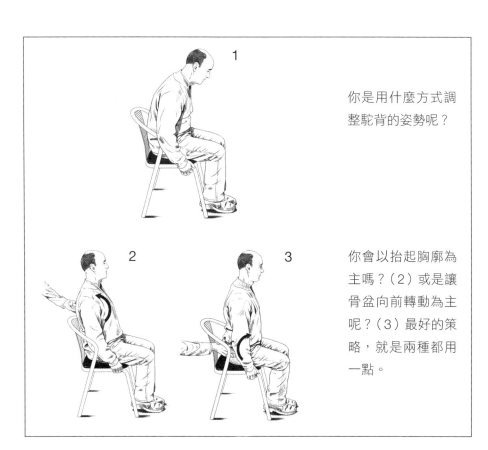

你是用什麼方式調整駝背的姿勢呢？

你會以抬起胸廓為主嗎？（2）或是讓骨盆向前轉動為主呢？（3）最好的策略，就是兩種都用一點。

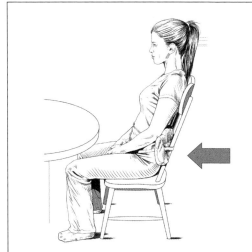

用腰椎靠墊（Lumbair）減少坐姿時的脊椎應力。透過手動打氣來調節腰椎靠墊的充氣量，以「調整」脊椎的弧度。

站姿

站得直挺不動的時候，你會感覺到背部有壓力嗎？呈站姿時用一隻手感覺下背的肌肉（或請朋友來幫你）。這些肌肉用力而僵硬嗎？還是放鬆而柔軟呢？目標是站立時肌肉放鬆。這裡會說明要如何找出這個姿勢。

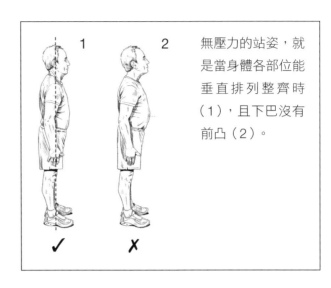

無壓力的站姿，就是當身體各部位能垂直排列整齊時（1），且下巴沒有前凸（2）。

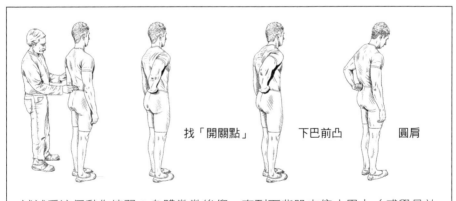

找「開關點」　　下巴前凸　　圓肩

試試看這個動作練習：身體微微後仰，直到下背肌肉停止用力（感覺是放鬆而且柔軟的）。現在緩慢的往前傾，直到你發現在某個位置時，這些肌肉又開始用力而且僵硬，也許要試個幾次才找的到肌肉的「開關點」，但絕對值得。這個動作練習的目的是找出一個位置，能讓你維持挺直站姿，且不讓背部肌肉出力。圓肩和下巴前凸，會產生不必要的肌肉張力，你能夠清楚看出，站立姿勢對於放鬆背部肌肉有多麼重要。

　　有幾種姿勢特性，會影響這種無壓力姿勢，透過這個動作練習來減低壓力與疼痛，可以學到如何控制你的疼痛。現在你已經對於這些因素會如何影響站姿做過自我練習，那就將這些變成你的優勢。以放鬆你的背部肌肉為目的來調整自己的姿勢時，要繼續保持對它們的覺察，如此一來，你將會在減緩自身疼痛上獲得更大的成功。

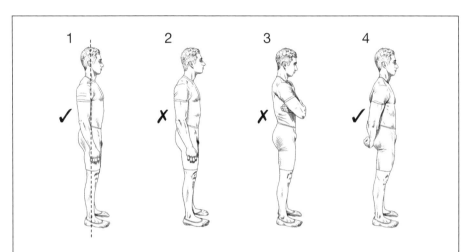

透過這個動作練習，來獲取減緩站姿壓力的技巧：回到你疼痛被「關掉」的姿勢，當感覺到肌肉放鬆時（1）下巴往前凸（2），你應該會感覺到背部肌肉用力了。緩緩收回下巴，感覺肌肉放鬆的狀況。接下來，試著做出圓肩的動作，你將會感覺到下背肌肉收縮。收回肩膀，回到挺直站姿，將會放鬆肌肉，雙臂在胸口前方交叉會造成肌肉緊繃（3）。把雙手放在身後，「關上」下背肌肉可以減緩緊繃（4）。

　　要達到健康的站姿，有另一個經常被忽略的要素，就是手臂擺放的位置。我們之中有許多人，在以「放鬆」挺直的姿勢站立時，會把雙臂交叉在身體前側，這個姿勢容易導致圓肩，進而讓背部用力。試試替代方式，把雙臂放在身體兩側，或甚至在身體後側互握。這麼做會自然且徐緩地打

開胸口，放鬆你的背部肌肉。

　　也可以考慮回到前一個章節提到的靠牆平板動作練習。這個動作會藉由調整你的下背弧度與髖關節姿勢，幫助你讓減痛策略更加完善。下次當你站立或是走路時感到疼痛，就先停下來試試這個技巧。

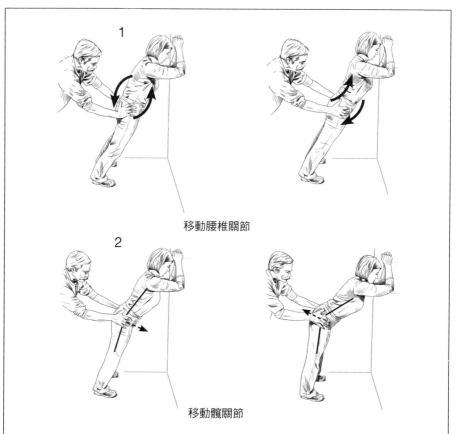

移動腰椎關節

移動髖關節

學習如何分辨脊椎動作與髖關節動作的不同之處。屈曲和伸張腰椎來找到無痛的「甜蜜點」（1），由熟練此動作的醫師來指導會有莫大幫助。接下來運用髖關節的動作讓骨盆往牆面靠近（2）。這個策略將幫助你在進行像是逛街等日常活動時，找到無痛的姿勢。

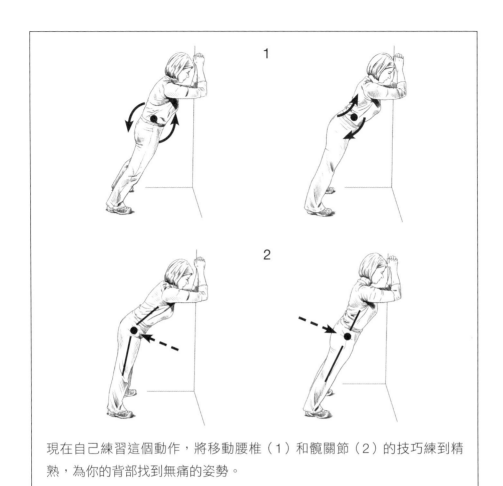

現在自己練習這個動作，將移動腰椎（1）和髖關節（2）的技巧練到精熟，為你的背部找到無痛的姿勢。

三個無痛動作工具

　　必須要精通三種基本動作模式，才能培養出一系列的無痛動作。事實上，日常生活中的一舉一動，幾乎都可以藉由採取這幾個動作工具，以保護脊椎的方式來完成。深蹲工具（1）可以用來當作坐下的過程，或是不用把手放到地上就可以把東西撿起來的方式。弓步工具（2）是用來執行無痛的由站到躺，再由躺到站的動作模式。抗扭轉工具（3）是當我們

在做像是開、關門等任務時，不讓下背疼痛的動作。要熟練這三種動作工具，並在完成每日的無痛任務時，養成正確選用三種之一或更多紀律的習慣。

1. 深蹲

這裡要學習的深蹲方式，可能也會被稱作髖鉸鏈。正確的深蹲技巧可能不像乍看那樣，好像能輕易的精通，所以請注意所有細節。不管是抱起買回家的雜貨，還是抱起小孩的所有抬起動作，或是要從餐桌椅、辦公椅、或電影院的椅子起身，要能統統無痛，這將會是你的基本工具。

游擊手蹲（The Shortstop Squat）

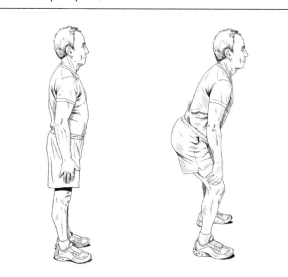

這是我用來幫助初學者學習正確深蹲技巧的方法：從站得直挺開始，雙腳與肩同寬，雙手放在大腿上，大拇指與食指張到最開，露出虎口。保持脊椎挺直，然後彎曲髖關節，同時雙手沿著大腿往下滑，引導你的骨盆往後方移動，往下降直到雙手虎口能夠穩穩放在膝蓋上方。這個時候，你的姿勢就像是棒球游擊手的蹲伏姿勢。

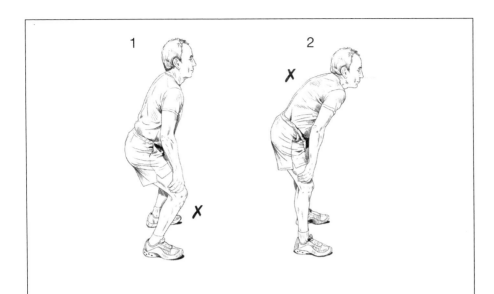

游擊手蹲常見的錯誤包括膝關節往前移動（1），或是讓脊椎從無痛的中立姿勢變成駝背（2）。

　　請找出並維持無痛的脊椎弧度，或說是「甜蜜點姿勢」。學習建立背部剛性、啟動背闊肌與胸部肌群來讓肩膀下沈，並將軀幹的重量沿著手臂傳到膝蓋。

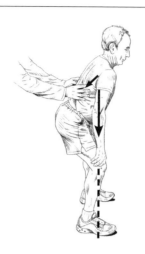

當你下降到深蹲的最低位置時，膝蓋的位置應該落在腳跟與腳指中間的延伸線上。雙手保持放在膝蓋上，調整膝關節以確保姿勢無誤。現在我們要從這個姿勢移回到直挺的站姿，使用「腹壁穩固」的技巧建立軀幹剛性──剛剛好就夠了，不要太多。現在，做與聳肩相反的──反式聳肩，想像把肩膀往下壓，遠離你的耳朵，利用胸部與背闊肌群來下壓肩膀，可以讓繃緊的手臂傳遞重量到膝蓋，感覺你的身體重量透過手臂往下傳遞。繼續維持下背的弧度，或是微調這個姿勢以達到無痛，這表示輕微調整腰椎弧度以避免疼痛，但要把目標放在讓脊椎朝向「中立姿勢」邁進，對有些人來說，想像「尾巴翹起」的樣子會有幫助。現在，你必須換個方式思考，以減輕背部負擔，與其用背部**舉起**重物，不如繃緊支撐肌群就好。當你把肩膀前突／下壓時，專注在腹壁穩固以及繃緊背闊肌和胸部肌群，接下來，集中注意力在「拉動你的髖部往前」，雙手順著大腿往上移動，同時保持背部的剛性，這時應該只有髖關節會產生動作。繼續讓骨盆往前移動，直到回復直立的站姿。

　　總結來說，身體往下進入深蹲的過程，應該集中注意力在讓髖部往後移動；身體往上回到站立位置時，應該集中注意力在拉動髖部往前。

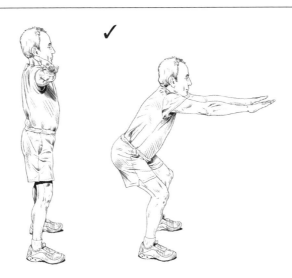

手臂輔助深蹲也可以用來訓練深蹲的動作模式，從雙手旋後（手掌朝上）向左右伸直的姿勢開始。深蹲時，手臂往前移動來幫助身體平衡，且雙手旋前（手掌朝下）。請注意，用髖關節屈曲來讓骨盆往後移動（想像自己往後坐，而非往下坐），膝關節保持在腳的上方（腳指和腳跟的中間）。

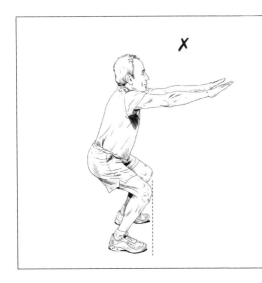

錯誤深蹲的特點，是膝關節往前過多超出腳趾頭，而且身體挺直。

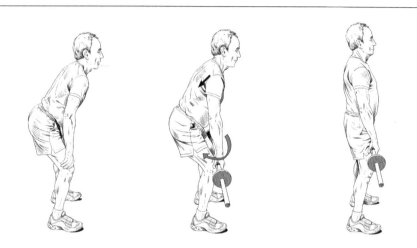

現在試著抬起槓鈴。抓著槓鈴，採用游擊手蹲的姿勢，用背闊肌「折彎」
槓鈴來建立背部剛性。接下來，別用背的力量將重量抬起，而是把注意力
集中在將髖關節往前拉，並且把重量順著大腿往上拖。

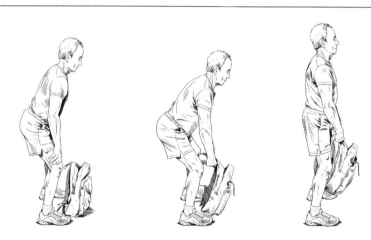

用這個動作模式「練習抬起」其他東西。建立背部剛性並鎖緊，然後藉由
將髖關節往前拉，把東西往上拖到大腿的位置。從抬起到直挺站立，都應
該是無痛的。

訣竅在於透過足夠的練習，讓這個動作模式成為習慣，運用在像是彎身撿起東西或是摸狗狗的時候，假以時日，我們將可以增加動作幅度，每重複做一次，都蹲得更深一點點。就目前來說，完全的深蹲新手，應該從在日常生活中練習最基本的動作模式開始就可以了。當深蹲的動作模式已經成為自然而然的習慣後，你將會發現你的背部、腿部、和臀部的肌力也隨之提升。這樣的結果，就是提升了你上下樓梯、從椅子上起立坐下、上下床、與沖澡的能力，而且讓行走與上下車的動作變得更加輕鬆了。

你將體會到，把游擊手蹲融入日常活動之中，是維護脊椎衛生的重要部份。

椅子蹲

先克制太快進展到其他深蹲形式的衝動，一旦你覺得已經完全掌握了游擊手蹲的技巧後，就可以進入各種變化動作。

一個蠻有幫助的練習，是站在一般高度的椅子前面然後往後坐（髖部往後移動），在往椅子移動的過程中，可以改善你的深蹲技巧。就算在骨盆已經碰到並坐在椅子上的時候，也要把注意力放在維持肌肉的張力與控制上。任何時候都不要讓背部塌陷，使用椅子當成緩衝，接下來藉由將髖關節往前拉站起來，才算完成練習。當你繼續將動作做得盡善盡美時，請記得深蹲時往後往下的動作模式，不要只是把身體折成一半的往前彎。

大家在嘗試這個動作的時候有個常見的錯誤，就是會站的太窄而無法提供適當的穩定，要記得讓雙腳站的夠寬（對多數人來說，略寬於肩膀應該就夠了）。從椅子上站起來的過程中，也要記得保持雙腳的站距，不過在擺出蹲姿前，要先將雙腳稍微往後拉到身體下方。接下來，不要往前彎曲脊椎，準備要站起來的動作應該是抬起胸廓，並彎曲髖關節讓軀幹前傾，全程保持你的手臂在兩側伸直。在這個姿勢的時候，用鼻子迅速「吸氣」有助於提升脊椎剛性。開始要站起來的時候，把重心移到你的雙腳，

並且運用先前學習到的深蹲機制，往上讓身體回到直挺站立的姿勢。請好好練習這個「椅子蹲」。

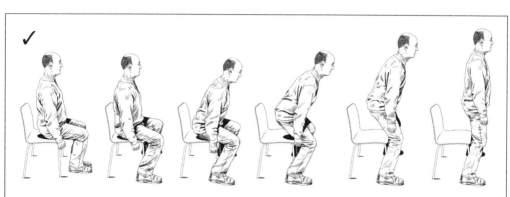

使用保護脊椎的方式從椅子上站起。首先，膝蓋往外張開，雙腳踩在身體下方。抬起胸口，並且透過髖關節而非脊椎彎曲來讓身體前傾。在骨盆還在「身體後方」的時候，把重心轉移到雙腳中間。現在想著「把髖部往前拉」，而不是抬起背部來站直。

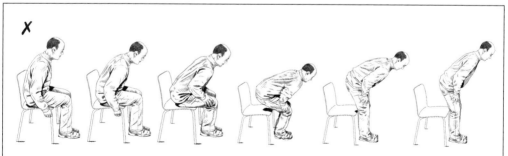

用不良姿勢從椅子上站起會導致疼痛。圖裡的示範者雙膝併攏，雙腳踩在身體前方，上半身透過脊椎彎曲來讓重心轉移到雙腳，接著用背部屈曲的姿勢將軀幹重量抬起──這樣做保證會導致疼痛。

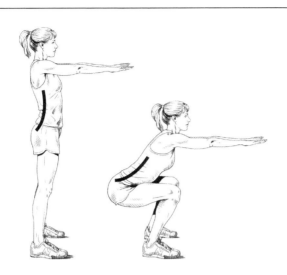

當你能輕鬆容易的做這個動作時，就可以進入下個階段了。這次，當你往後蹲坐到椅子上時，不需要把雙手放在大腿往下滑來幫助支撐，相反的，在往後往下坐的過程中，將手臂往前伸直來幫助平衡。不要蹲得太深而讓脊椎失去中立弧度。

無痛深蹲的技巧，可以用來協助許多日常生活動作。事實上，你每一次坐下、站起、拿取低處的東西、或是「抱頭蹲」時，都是在執行深蹲的某一種變化式。練習正確的技巧，將能確保你在不增加脊椎所受的應力下完成這些動作。

2.弓步蹲

弓步蹲是用來從站姿轉變到躺下的動作工具——這對於要進入地板運動前的準備姿勢來說相當重要，許多人在練熟這個保護脊椎的弓步蹲前，都認為這個動作不可能無痛。當你跟著指導步驟操作時，請注意圖示的細節，如此才能達到完美的弓步蹲。

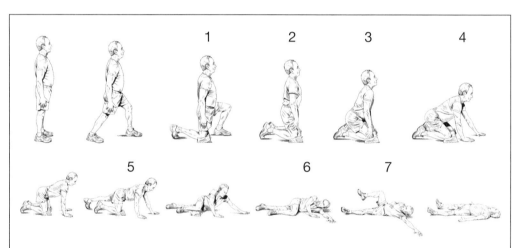

以弓步蹲移動至地板，不要有任何脊椎動作。脊椎在「甜蜜點」姿勢下繃緊，動作在肩關節與髖關節產生。

1. 在保持腹壁穩固的狀況下，一腳往前跨一步，一腳單膝跪地。
2. 將另一個膝蓋也跪在地上，過程中控制脊椎動作，確保不會引發疼痛。
3. 雙手沿著大腿往下滑，類似游擊手蹲。
4. 用手在地板上往前爬，直到你用雙手與雙膝的「四足跪姿」支撐身體。
5. 一邊的手臂往前推伸，同時同一邊的膝蓋離地往後伸直。
6. 在維持中立脊椎的姿勢下，讓胸廓與髖部朝地面下降。
7. 在不扭動脊椎的情況下，用伸直腿側轉身，背朝地仰躺。

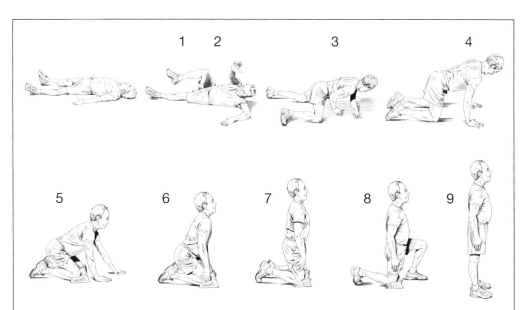

從地面站起，要先從「嬰兒爬」的技巧開始，先將彎曲的腿橫跨到伸直的腿。將胸廓與骨盆鎖在相同位置，這樣脊椎就不會產生動作。這個動作應該要能夠無痛的完成。

1. 彎曲一邊的膝蓋朝向自己，另一條腿保持伸直。
2. 往伸直的腿那側滾動，將胸廓與骨盆鎖在相同位置（避免扭轉脊椎），膝蓋高舉然後放到另一側的地面上。
3. 膝蓋落地的那一刻，繃緊肩關節，以手肘支撐上半身。
4. 脊椎沒有動作的狀況下，拉回伸直的膝蓋呈四足跪姿（雙手雙膝為支點）。
5. 雙手回退到膝蓋上。
6. 建立背部剛性，手臂往下推。
7. 透過拉動你的髖部往前，讓雙手順著大腿往上滑。
8. 維持軀幹的剛性與控制，將一隻腳踩在身體前方準備弓步蹲。記得後腳的腳指要頂著地板。
9. 用腿部發力站起——全程無痛！

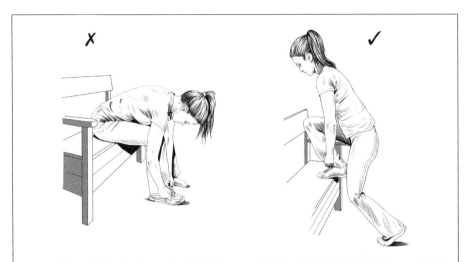

要用遵守脊椎衛生的原則綁鞋帶的話，需要採行調整後的弓步蹲。一腳踩
在板凳上，接著，最重要的是——將髖部往前推向抬起的腳，而不是用背
部往前彎。從現在起，綁鞋帶時不會引發背痛了。

　　先從找到之前已經確認過的無痛脊椎姿勢「甜蜜點」開始，接下來繃
緊核心肌群，使得脊椎不會產生動作。試著在維持這種肌肉控制的狀態下
踏步，確保所有動作都只在髖關節而非脊椎產生（請見行走章節）。調節
脊椎動作，使得任何階段都不會引發疼痛。現在，你已經做好基本準備工
作了，讓我們開始吧。

　　使用這個動作工具來幫助下床、從地板站起、甚至綁鞋帶吧。

3.抗扭轉

　　這個動作工具的重點在於，當在做像是開門與床上翻身等動作時，預防你無比疼痛的背部做出扭轉動作，也為未來的無痛運動能力建立起一項技巧。

　　試看看下面的測試，看看你是否已經準備好邁向更進階的訓練。

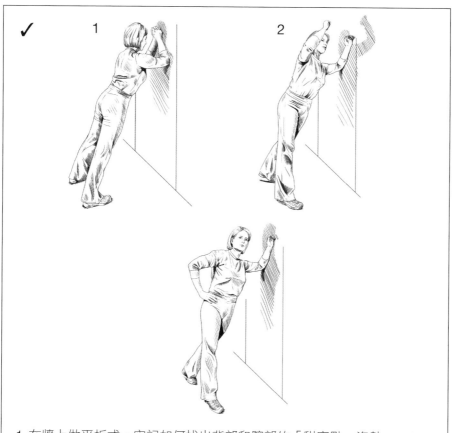

1.在牆上做平板式，牢記如何找出背部和髖部的「甜蜜點」姿勢。
2.以腳趾當作支點，側身呈側平板式。注意起始的動作，尤其是該動作不
　應由髖部開始，而是將髖部與胸廓視為一體。側身時它們應該一起動
　作，避免任何的脊椎扭轉。

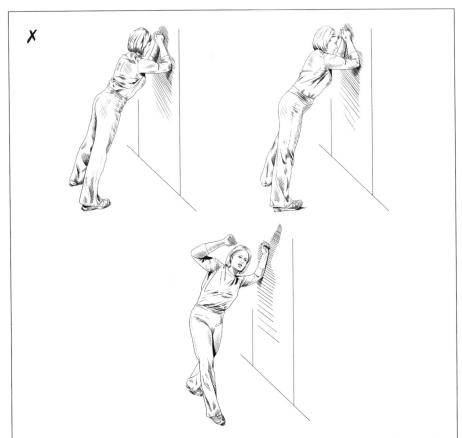

「抗扭轉」常見的動作錯誤，包括由骨盆開始並引導動作，這會導致脊椎扭轉。修正的方式為，可以將心裡想的「扭轉」改為緊繃軀幹，並用背闊肌鎖住軀幹四周。另一個錯誤，是動作過程中身體沒有保持直線──請保持身體直挺的姿勢。

動作模式的心理組成

　　建立無痛姿勢與動作的基礎，就是全神貫注的練習我們所提到的動作模式。成功的關鍵取決於你是否有能力專注於動作，以及意識並覺察自身的動作。要注意自己的脊椎姿勢，並完全消滅會痛的姿勢。

　　這些動作練習不只會幫助你提升自我覺察能力，還能給你各式各樣的運用工具，讓你能在日常生活中，創造出更多的無痛動作。

第八章

脊椎衛生

拓展你的無痛能力

脊椎衛生
拓展你的無痛能力

　　脊椎衛生指的是每天對背部的保養，不只是你每天的例行復原運動，也包括改變你現有一整天下來的日常動作。要成功去除背痛，得要去除那些造成組織應力的動作缺陷，若是將上一章所提到的「動作工具」做到盡善盡美，應該能讓你在動作的時候比較不會感到疼痛。現在我們要透過下面的建議，拓展你無痛的動作能力，是時候停止摳破傷口的結痂了！

　　先警告你，有些建議違反了普遍的看法，然而它們對於達成以及保持脊椎健康來說至關重要。

坐姿

　　久坐之後，許多人會注意到身體難以直挺站立，事實上，這會造成強烈的不適。試看看這個動作練習，來恢復無壓力的直挺站立姿勢。

　　我們設計這個動作，是為了對付長時間久坐後累積在椎間盤上的應力，請透過這個練習打破長時間久坐，以避免累積背部的不適。先從每坐20分鐘就從椅子上站起來開始，然後根據你的嘗試，調整出最適合自己的休息間隔。

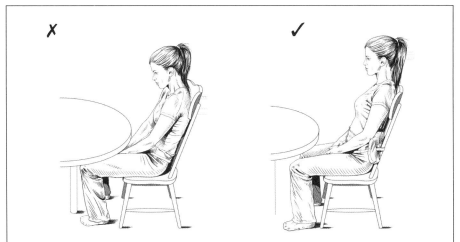

避免駝背坐姿，這會造成椎間盤後側承受過多的應力，也會剝奪當天其它
時間的無痛恢復力。坐下時保持脊椎中立的弧度，它將能在所有其它活動
中保持背部無痛。要留意，是腰椎靠墊支撐著下背的自然弧度。

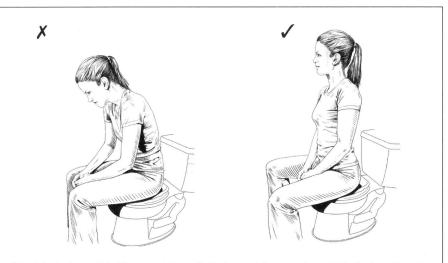

對所有坐式活動來說，重點是要維持中立弧度，一大早時的坐姿更是至關
重要。

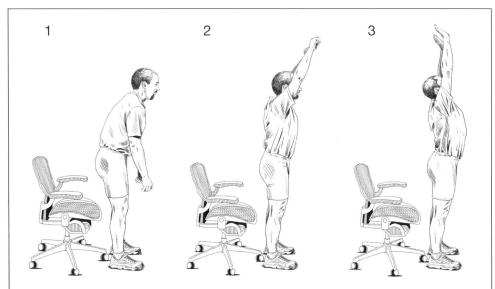

一般來說，背痛的人從椅子上站起時會駝背（1）。矯正練習先從手臂高舉過頭開始，數十秒（2）。現在舉得更高更往後，再數10秒（3）。在這個姿勢，吸氣吸到最飽，站起來到直挺且沒有壓力的站姿，接著手臂放下並且放鬆。現在你已經準備好讓背部接受下一個挑戰了，像是行走或是另一種坐姿。

站姿

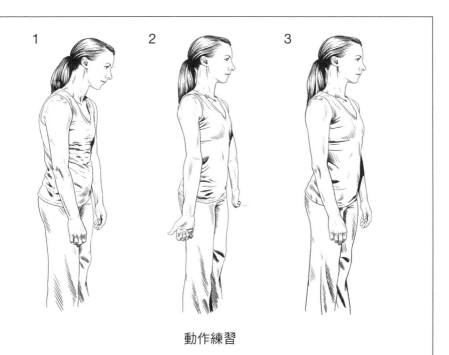

動作練習

不良的站姿會（1）因為下背伸張肌群不斷收縮，而失去無痛活動的能力。試試這個矯正練習：大拇指伸直比讚，然後讓肩關節往外轉抬起胸廓，並擺出上半身與髖部呈一直線的姿勢（2）。現在，可以感覺到下背肌肉放鬆（3）。

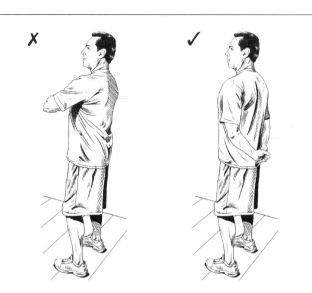

雙臂在胸前交叉的站姿，會增加背部肌肉與脊椎的負擔。相反的，脊椎衛
生的原則，包含了站立時將雙手在背後相扣，以減少肌肉的收縮和相關的
緊繃問題。

行走

　　疼痛會導致脊椎與髖關節屈曲，造成駝背姿勢，走的太慢也會導致疼
痛加劇，通常是因為少了手臂的擺盪，這樣的行走方式會增加你的疼痛，
請改變行走方式，讓它成為無痛且令人愉快的治療活動。運用一些第十章
介紹的動作練習吧！你的目標是創造一個能夠移除疼痛的行走風格。

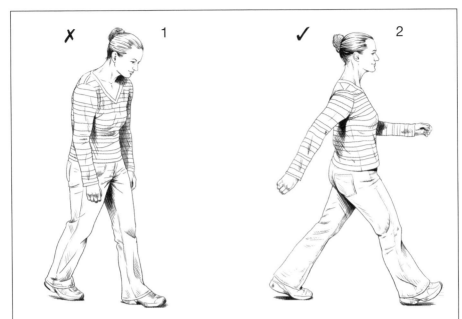

修正這種疼痛的「散漫逛街」動作模式（1）。相反的，將行走變成治療，透過矯正姿勢站得更加直挺，從肩關節擺盪手臂（不是從肘關節），以及踩出更大且更快的步伐（2）。利用第十章的小秘訣，來創造屬於你的無痛行走療法。

彎曲

當面臨到得從地上檢起一支襪子時，你知道那種可怕的感覺嗎？若要檢起的物品重量相對較輕，除了前面章節教的深蹲替代方法之外，可以試試看「高爾夫撿球法（Golfer's Lift）」，這是另一種動作發生在髖關節，而非背部的動作模式。避免脊椎屈曲，就意味著能夠避免許多潛在的疼痛開關。

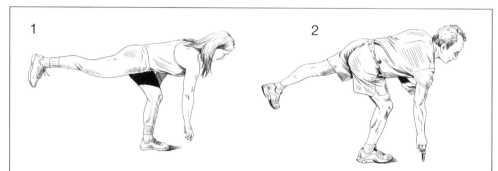

需要從地面撿起輕的物品時，使用「高爾夫撿球法」保持「甜蜜點」以及無痛
的脊椎姿勢。先從站好你的中立無痛姿勢開始，現在，彎曲站立腿的髖關節，
在保持背部平直下移動軀幹前傾，你就可以摸到地面了！為了保持平衡，移動
軀幹前傾時，將另一條腿往後方伸直來當作配重，或許也可以用另一隻手扶著
椅子或其它穩定的物體。把這個動作練到平衡並且無痛，有些人覺得用站立腿
對側的手來撿比較舒適（1），但也有些人偏好用同一側的手來撿（2）。

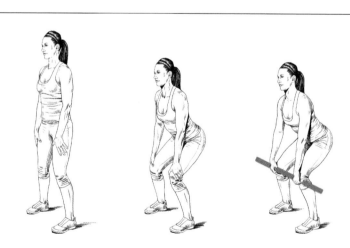

回想一下游擊手蹲，或是髖鉸鍊的方式，把「反式聳肩」的動作模式融
入，在無痛姿勢下將背部繃緊。這個概念，適用於包括抬起物體在內的所
有深蹲與俯身動作。

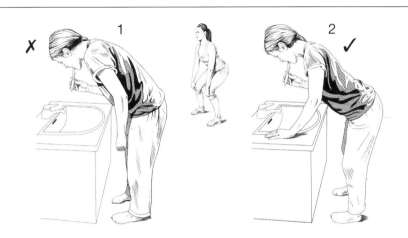

刷牙時沒有運用髖鉸鍊的技巧，會讓椎間盤承受應力而導致疼痛（1）。
從髖鉸鍊開始，雙手順著大腿往下滑，然後一隻手支撐檯面，用另一隻手
刷牙（2）。刷完後，一次把一隻手放回膝蓋上，做「反式聳肩」來繃緊
核心。現在「把髖部前拉」，你正在建立無痛的耐受能力。

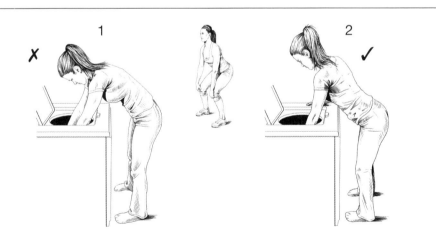

所有日常活動都有機會保護脊椎，或是讓脊椎對疼痛更加敏感──就看你
要怎麼選。（2）用一隻手支撐背部，另一隻手在中立脊椎下從洗衣機裡
拿出衣物。拿起衣物後，用反式聳肩以及髖鉸鍊的技巧回到挺直站姿。

推與拉

　　下次你身處有厚重大門的辦公空間或商業大樓時，留意一下你是如何把門推開的。如果你讀這本書的時候正好在這種建築物內，繼續讀下去之前先起身去試看看。去吧，試看看。

　　回顧一下在推門之前，你的腦海做了哪些預備動作。你有微調腹部肌肉到剛好的緊繃嗎？維持直挺的軀幹時，你是否運用肩膀的肌肉，而不是扭轉你的軀幹來拉門？進門後，你是否等到放掉門把才解除腹壁穩固呢？

　　推或拉的時候，另外有一個關鍵原則，就是將手上的出力對準肚臍。換句話說，推或拉的動作路徑應該要順著核心中心的直線拉近或遠離。

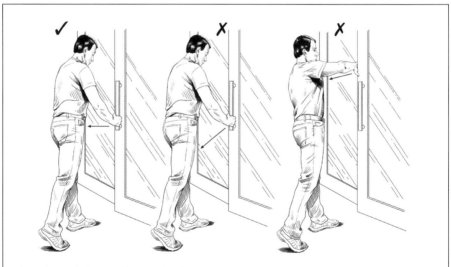

把門拉開的力量要對準脊椎（肚臍是一個好目標），不佳的技巧會讓力量無法對準脊椎而造成疼痛。

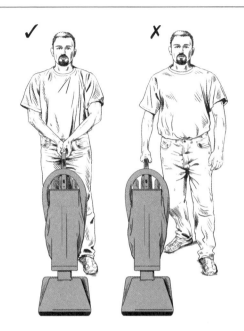

傳統的單手操作吸塵器，讓許多人飽受背痛之苦。觀察一下推力的「距離」，推力沒有對準脊椎，會造成肌肉壓迫。反之，跟吸塵器一起跳「華爾滋」，讓推力對準脊椎——做出無痛動作吧！

更多的脊椎衛生觀念：別讓疼痛進入你的背部

現在，我們已經將一些更健康的動作適應，加到保護脊椎的技巧清單中了，以下用條列的方式，正式整理好目前學到的東西。擁有良好脊椎衛生的關鍵在於：

- **運用多種姿勢**：現在你已經知道會造成你背痛的姿勢有哪些了，當你處於這些姿勢時，要在疼痛之前調整為你的最佳姿勢。比如說，如果預期維持坐姿10分鐘就會疼痛，那麼在8分鐘時就應該改為站

姿，或是考慮替代姿勢，比如說改成跪姿一小段時間。就算是不常感到背痛的人，長時間維持同樣的姿勢，可能也會導致不適。重點就是一整天下來要盡可能變換姿勢，同時也要保護脊椎。

- **調整你的脊椎姿勢，準備承受更多負荷**：比如說，下次你要打噴嚏之前，先擺出能承受的姿勢，同理，抬起重物時，要維持背部的中立弧度以避免脊椎轉動，並用髖關節彎曲。這個原理表示，如果你試圖要保護脊椎，就不應該反覆的從地面撿起東西；如果你必須不停地從地面撿起輕的東西，可以考慮使用之前提到的高爾夫撿球法。回想一下你在綁鞋帶的時候，深蹲的動作模式是不適用的，坐姿也無法讓你遵循無痛原則。

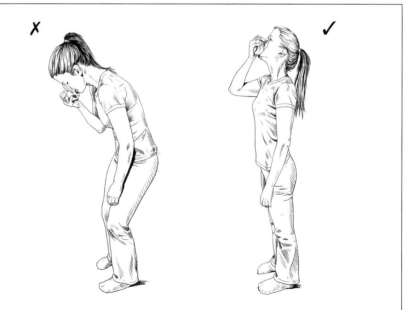

如果脊椎屈曲是你的疼痛開關，打噴嚏前先抬頭挺胸，擺出較能承受的姿勢後，再朝「上方」打噴嚏。用這個方法，你可以將打噴嚏的力量導離你的疼痛開關。

- 選擇讓你身體負荷最小的姿勢：回想一下，拿的重量離身體越遠，會讓背部肌肉承受越大的負荷，如此一來，脊椎所承受的負荷也就越大。因此當提著、抬著、或移動物體的時候，都要盡可能的靠近你的身體。（手上的負荷要靠近身體）。
- 策略性的修改工作方式，將要經手的實際重量負荷減到最低：有些工作，可能一次只要舉起物體的一半就好（比如說把箱子堆到角落，或者像是一根原木，只要抬起一頭）。可以選擇比較聰明的抬起方式時，不用給自己過大的負擔。

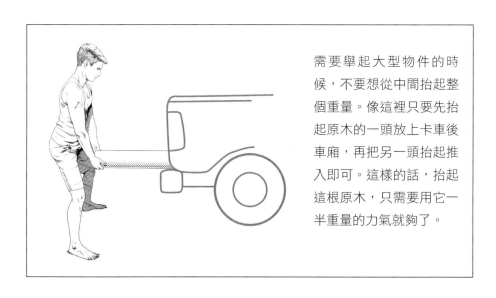

需要舉起大型物件的時候，不要想從中間抬起整個重量。像這裡只要先抬起原木的一頭放上卡車後車廂，再把另一頭抬起推入即可。這樣的話，抬起這根原木，只需要用它一半重量的力氣就夠了。

- 在像是久坐或長時間前屈等活動後，要避免立刻極度用力：你的椎間盤，需要一到兩分鐘的時間來「平衡」應力。比如說，如果你前屈整理花園或是坐著好一陣子，不要一站起來就馬上舉重物，站起來後先走個幾分鐘，如此才能重新平衡椎間盤，並且將所受的應力與疼痛減到最小。回想一下這個章節一開始所教的久坐後恢復動作練習吧。

- **剛起床時避免舉重物或是彎曲脊椎**：一天之中這個時候的受傷風險比較高，因為椎間盤正處於水腫狀態，例如：改為用彎曲髖關節的方式穿衣服。一大早時要避免像是仰臥起坐，或是惡名昭彰的「把膝蓋拉向胸口伸展」等動作，這個動作經常被錯誤的建議在早晨身體緊繃時執行。

- **適當的建立核心剛性**：這個技巧通常可以消除那些導致疼痛的脊椎微動。要記得，繃緊腹壁的程度要像調光開關，關鍵在於繃緊的程度要符合工作所需，工作重量較大時，收縮繃緊就要更強。要培養好在執行「輕量」工作時，繃緊到剛好夠控制疼痛開關的能力。

- **施力時要避免扭轉脊椎**：例如：避免在扭轉動作時造成脊椎承受負荷（以及肌肉產生活動）的運動，像是健美選手的「俄式轉體」（Russian Twist）。要選擇在扭轉時，能控制好脊椎動作的技巧。

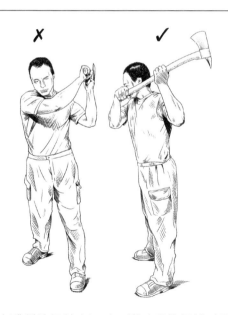

不良的技巧會在身體製造扭轉力矩時，導致脊椎扭轉（肌肉會試圖迫使脊椎不扭轉），這會造成很大的脊椎應力。好的技巧不會讓脊椎扭轉，脊椎會鎖著不動，動作由肩關節與髖關節來產生。

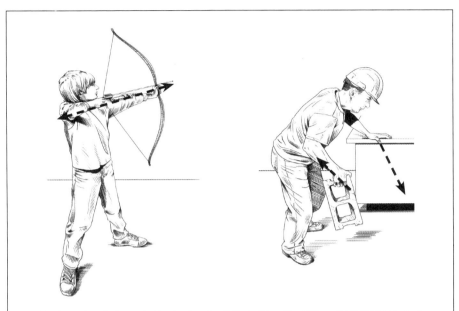

弓箭手原則：操作弓和箭需要一隻手推和另一隻手拉，脊椎則保持中立。
運用這個技巧來抬起東西的時候，要遵守脊椎衛生的原則。

- **施力時可以運用動量來減少脊椎的負荷**：這與時常聽到的建議「抬東西時要緩慢平順」相反——對於許多技術純熟的勞工來說，這是毫無根據的建議。只要脊椎可以在中立姿勢下建立剛性，由軀幹先發出動量，再傳導到要移動的物品上其實更安全。

- **避免久坐**：這要回到姿勢多樣性的概念，不過值得重複提起。不管是在車內、辦公室、或是沙發上，重要的是間隔一段時間要站起來走一走，舒緩你的背部應力。還有，如果你是屈曲不耐受，請使用腰椎靠墊。

- **思考最佳的工作休息間隔策略**：策略並不是一體適用的，意思是休息間隔必須要因不同類型的工作與任務來個別設計，而休息的方式應該要與任務需求在力學上相反。比如說：執行工作是動態的，休

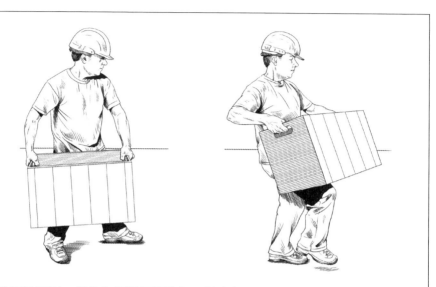

拋馬鞍原則：想像你緩慢平順的把馬鞍舉起放到馬背上──這樣會導致疼痛啊！把這種毫無根據的建議換成帥氣的牛仔技巧。這裡，馬鞍頂在膝蓋上，然後運用腿部頂出的動量把馬鞍「丟」上去，保護背部，把這個技巧運用在其他的物品上吧。

息時就坐著；如果某項任務需要坐著，那休息時就應該要走一走。如果你的工作都要坐著，那你在休息與午餐時間時都得去走一走。

- **考慮使用正確的配件，以養成保護關節的姿勢**：比如說，如果用跪姿能減少你前屈的需要，那就使用護膝；如果需要抬起並搬運一些骯髒、銳利、或是沈重的物品，那就使用皮圍裙來讓負荷緊靠你的身體。

- **執行動作前要先做好動作計畫**：以保護關節、減少移動距離的原則來規劃你的動作，並將近端關節繃緊來幫助遠端關節動作。這些精心執行的動作模式，很快就能成為你的第二天性，到時候你就能夠不假思索地保護脊椎了。

- **保持恰當水準的一般體能**：意思是讓身體的各種能力彼此平衡（柔軟度／剛性、肌力、耐力、爆發力、平衡感、穩定度／活動度、以及動作技巧），讓力量以保護關節的方式，貫串身體各個連結。

總結

到目前為止，你有經年累月的不良動作習慣需要打破，需要把無意識的動作模式忘掉與替代，要透過持續遵循脊椎衛生原則，過熱的中樞神經系統才有機會降溫。你已經開始了疼痛減敏程序，這將能確保你有個無痛的未來。

請注意堅持遵守這裡講述的保護脊椎動作原則，直到它們變成你的新習慣為止。如果你失神或是注意力不集中，可以斷定疼痛將會回來提醒你的漫不經心，請放心，假以時日，這些無痛的替代動作模式將會變得自然而然。

第九章

建構高耐受力的背部

沒得妥協的「核心大三」運動

建構高耐受力的背部
沒得妥協的「核心大三」運動

所有人都需要的運動

讀到這裡，你應該能全面理解，要避免哪些疼痛開關，以及如何調整日常動作，讓你的疼痛「日漸緩和」。

現在我們要開始進行能幫助你提升背部健康的運動，並按步就班的增廣你的無痛活動範圍。

雖說是運動，但我的意思不是去健身房健身一個小時，差遠了！對於所有受困於背痛，急需建立健康與無痛身體功能的朋友，我會建議第一步從所謂的「核心大三」運動開始。它們是：

1. 改良式捲腹
2. 側橋式
3. 鳥狗式／四足跪姿

我們的研究顯示，這幾個運動較優的原因，在於能夠在保護背部的情況下，建構肌肉能力並維持身體的穩定和控制。這幾個運動可以預防疼痛的關節微動長達數個小時，也能建構耐力，對於找回生活中原本會導致疼痛的活動，這是至關重要的組成元素。

「核心大三」運動有幾個共同的特色，在執行接下來的「一套動作」時，重要的是先找到適合的入門強度，再從這個強度循序漸進。訓練時間先從支撐10秒開始，短的支撐時間能夠減少引發肌肉痙攣疼痛的風險。反覆次數與組數會運用「倒金字塔遞減」的模型，利用多次數、短時間的

運動回合來建立耐力：這表示要避免訓練頻率過低，與／或訓練時間太長。舉例來說，如果你無法無痛運動10分鐘，那就試試看1天3次，每次持續6分鐘，這樣總共能完成18分鐘的無痛訓練！

　　記得要避免變成極端的A型或B型病患，反而要努力成為C型訓練者：稱職的訓練者。不求花俏：只要遵照指示，你將會有所進步。當你的無痛訓練能力提升後，就可以逐漸將每天的訓練時間拉長，並減少訓練次數。能否進展至這3個運動更困難的版本，要**先**取決於你精通基本運動技巧的能力。

　　一旦你精通了「核心大三」，就可以進階到這3個運動更困難的版本。我相信現在你已經發現了，每個章節都鋪陳了繼續往下一個章節的基礎知識，「核心大三」也不例外。你是否能成功執行接下來幾個章節的運動，取決於你執行基礎「核心大三」的能力。

5個重要建議

1. 你必須每天練習這些運動。

2. 避免起床就立刻做這些運動，理想的時間應該是午前到晚餐時間。若是在睡前做這些運動，多數人沒有足夠的精力能獲得益處。

3. 每次訓練選對正確的運動劑量相當重要。最脆弱的背部只能承受非常短的運動時間，所以一整天用多次的極短時間運動最有幫助。如果單次訓練中含有太多的運動，把訓練拆成兩個部分，一部分早上練，一部分下午練，有些人則可以先從1天3次或4次非常短時間的訓練開始。當他們逐漸進步，在適當的提高運動劑量下，可以慢慢的把訓練次數縮減成1天1次。

4. 要使用腹壁穩固，而不是縮腹或是凹肚子，運動過程中要善用核心穩定帶來的所有優勢。腹壁穩固，代表繃緊整個核心，要「微調」繃緊的程度來減緩疼痛。

> 5. 要努力將脊椎維持在**無痛的姿勢**。運用肩關節與髖關節來產生動作，而非脊椎。

「核心大三」

1. 改良式捲腹

這種捲腹跟常見的腹部捲曲運動差了十萬八千里。也趁機釐清一下，背痛患者的運動計畫裡，不應該出現仰臥起坐。

準備姿勢：捲腹的過程中，腰椎不應該有任何動作。仰躺在地板，雙手墊在你的下背部來支撐腰椎，這個姿勢是為了避免下背平貼地板，以及讓背部受到的應力最小。保持一條腿伸直，另一條腿彎曲的姿勢，彎曲腿的腳踩在伸直腿的膝關節旁邊。

捲腹動作技巧：從繃緊腹部肌肉開始，只要繃緊到足以避免產生動作，且不會導致任何疼痛即可。將手肘抬離地面，在你的兩側「漂浮」，雙手仍壓在你的腰椎區域下方，接下來維持中立脊椎（包括頸部），只讓頭部和肩膀稍微抬離地面，重要的是盡可能維持頸部（頸椎）與下部軀幹（腰椎）不動。執行這個運動時，只要將頭部與肩膀抬離地面，數到10，再將背部放低回到開始的位置，這樣也許有些幫助，想像你的頭部和肩膀放在體重計上——現在讓體重計上的數字歸零。因此，與一般捲腹相比，「核心大三」捲腹的動作小到不能再小，旁觀者可能會覺得你看起來根本沒做什麼，不過只要運用正確的技巧，你應該會感覺有練到。重要的是，實際執行時要練習深呼吸。

運動處方：先試用5次反覆次數（每下約8至10秒）看看，然後休息約30秒。下一組試著做3次反覆次數，然後休息，再下一組做1次——你

就做完了。隔天看看你有什麼感覺，如果覺得不錯，或許每組可以多做一次——以這個例子來看，把反覆次數加到第一組6下、第二組4下、第三組2下（留意每一組的反覆次數都依序遞減，這就是俄羅斯倒金字塔遞減訓練法）。如果沒有腿部疼痛的問題，每做一組就換一條腿彎曲；如果你感受到腿部或臀部疼痛，那就彎曲會痛那一側的腿。

俄羅斯倒金字塔遞減訓練法的組數與反覆次數設計

這是一個非常聰明的系統，指引使用者要用多少組數與反覆次數，來建構一些耐力而不會造成疲勞，並且藉由每8至10秒就重新恢復氧氣與酸鹼平衡的方式，來預防肌肉痙攣。我是從俄羅斯的訓練大師那邊學來的，並以此名表示敬意。一般來説都做3組，支撐時間約8至10秒鐘，第一組可能是支撐6次，每次支撐之間短暫休息一下（幾秒鐘），接著休息大約20至30秒。第二組的反覆次數會少一點，通常會少2次，所以就這個例子來說，反覆次數會是4次，再次休息20秒。第三組再減掉2次——以這個例子來説，是2次反覆次數，接下來重覆用倒金字塔遞減的方式做下一個運動。當你想要更有挑戰性時，每組增加1次反覆次數——但不要增加支撐時間。當你還在疼痛時，使用這個訓練法；當你已經不疼痛時，可以延長支撐時間，並且調整反覆次數／組數的設計。

以下是一個範例：

1個反覆次數＝10秒支撐

第一組：6次反覆次數，休息20秒

第二組：4次反覆次數，休息20秒

第三組：2次反覆次數，完成

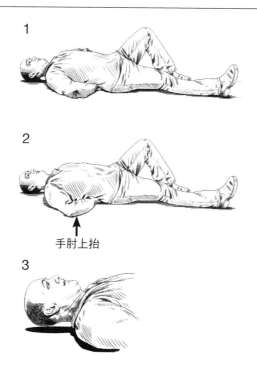

手肘上抬

改良式捲腹。預備姿勢需要把雙手（手掌朝下）壓在腰椎區域下方
（1）。手肘微微抬高不要碰觸地面（2）。腹壁肌肉穩固──穩固的程度
隨個人「調整」，以創造出適當的阻力挑戰。頭部／頸部／肩膀些微抬離
地面──動作極其微小（3）

輔助的頸部運動

　　有些人在練習改良式捲腹運動時會感到頸部不適，這情形比較常
發生在習慣嚼口香糖，脖子較長，以及頸部週邊過度按摩的人。忍住
想把雙手交叉放在頭後方的念頭，用以下技巧，先建立頸部的穩定，
以及能做出頸部無痛支撐的能力：

　　假以時日，當你已經建立起頸部耐力後，回到這個改良式捲腹運動，並試看看以下的技巧：稍微咬合牙齒來促進頸部屈肌收縮。接下來把舌頭頂到上顎，留意下巴下方的頸部屈肌收縮，這個矯正技巧應該能減緩頸部不適。順帶補充：你知道嚼口香糖會抑制頸部屈肌嗎？

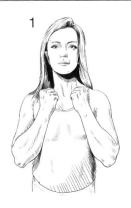
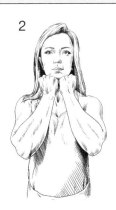

頸部的預防保健從站立開始。將頭部擺在中立姿勢看向前方，雙手握拳放在下巴下方。（1）牙齒輕微咬合，將舌頭頂在上顎牙齒後方。現在，將舌頭用力頂向上顎，繃緊頸部前方的肌肉，這啟動了頸部的屈肌，並讓捲腹更為舒適。溫和地將雙拳往上推，同時用頸部的肌肉抵抗，不產生任何動作（2）。

做這個動作時，要足夠用力來讓肌肉收縮，但不要產生不適或疼痛。逐步增加用力的程度，來建立頸部無痛支撐的能力。

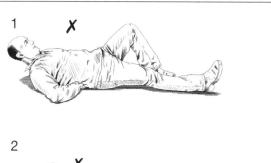

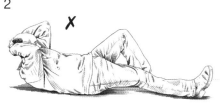

改良式捲腹常見的錯誤包括，頸部過度屈曲（1），還有把雙手放在頸部後方（2）

2. 側橋式或側棒式

　　側橋式系列的運動十分獨特，能訓練到至關重要的脊椎穩定肌，是極少數能將腰方肌整合進腹壁訓練的運動之一。執行過程也非常保護脊椎，因為當一側在用力的時候，另外一側則是相對「安靜」的。此外，這運動還整合了重要的背闊肌。

　　準備姿勢：如果你的肌力有限，或是無法無痛的讓腹壁收縮，側橋式（或側棒式）可以用膝蓋著地的方式執行，從身體右側躺開始，用右手肘、髖部、和外側大腿來支撐。

　　側橋式動作技巧：準備進行左側橋時，將左手肘靠在地板，膝關節彎曲約90度，以這個姿勢用髖關節鉸鍊往前，動作類似深蹲。你的右手（上面的手）可以放在右髖部／大腿上方。進階方式包括讓膝蓋離地，使得腳與手肘是與地面唯一的接觸點；改變手臂的位置，讓手可以放在髖

部。最後,你將進階至滾動式側橋。

運動處方:以側橋姿勢撐著10秒鐘,全程維持自然呼吸。每一側做3或4次後,再換邊重複。逐步增加反覆次數,直到接近你的無痛能力極限,但是一開始不要做超過6次。休息,接著再重複,但反覆次數比上一組少2次。休息,試試看做第三組,反覆次數再比第二組少2次。結束,注意組數和反覆次數是用「倒金字塔遞減方式」。假以時日當你逐漸進步後,可以提升挑戰性,進階至其他的側橋動作。當你可以只用手肘與腳支撐執行完整的側橋時,每邊支撐10秒,在脊椎不扭轉的情況下,滾動身體到用手肘支撐的平板式,再支撐3秒,然後滾向另一側,這樣算一個反覆次數。試看看做6次,接著以「倒金字塔遞減方式」完成下2組,做4次反覆、休息、2次反覆,這樣就完成了。

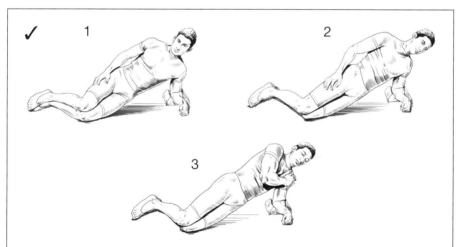

初學者側橋。在地板上,膝關節與髖關節些微屈曲(1)。不要把骨盆側向抬離地板,而是用深蹲的動作模式伸張髖關節(髖關節鉸鍊並將髖關節往前推)。膝關節以上的身體對齊(2)。對於肩關節會感到不適的人,有個技巧是用「大手」(手指全部分開)放在對側肩膀的肌肉上,並且拉手肘橫跨胸前(3)。

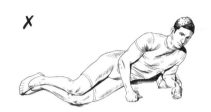

要避免脊椎彎曲的偷懶休息姿勢。休息時，骨盆與髖關節也要直線對齊，
才能保持無痛。

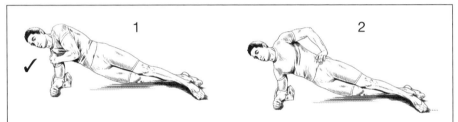

進階的側橋，只用手肘與腳接觸地面來支撐身體，留意上面腳是放在卜面
腳的前方。一開始可以把手放在肩膀的三角肌上，拉手肘橫跨胸前，這樣
可以減緩肩關節的不適（1）。再進階，可以把手改成放在腰部增加「橋」
的重量，提升挑戰性（2）。

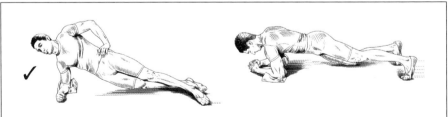

側橋可以進階到融入「滾動」的方式。軀幹維持繃緊，只在肩關節與髖關
節產生動作。進入平板式後，繼續滾往另一個方向支撐10秒。

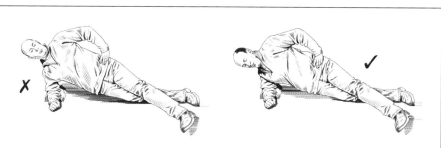

滾動時常見的動作錯誤就是骨盆先轉動，導致脊椎扭轉。回到「扭轉性支撐」（torsional buttress），並避免這個錯誤——將胸廓至骨盆鎖住並繃緊，專注於用背闊肌來產生動作。

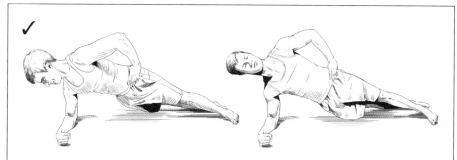

一旦毫無錯誤的精通了側橋，就可以用進階訓練法來刺激並挑戰不同的腹壁神經肌肉部位。透過巧妙地滾動讓肚臍朝向地板，接著往上滾往天花板，同時面向側邊。要確保是由肩關節產生動作，且沒有扭轉脊椎。軀幹維持為一個整體。

輔助的動作練習

　　如果一開始在地板上做側橋的難度太高或太過疼痛，退階到這個版本：

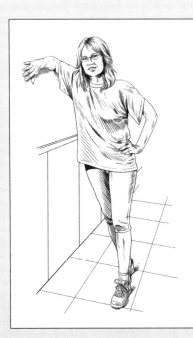

靠牆平板式：傾斜倚靠牆壁，外側的腳放在前方，用此方式調整脊椎與髖部以找到無痛的姿勢。做10秒支撐，組數和反覆次數與地板側橋類似。

肩關節傷痛的人能練的側橋

　　因為肩關節的受傷及疼痛，有些人會無法支撐自身重量。我曾遇過患者是NFL（國家美式足球聯盟）的線衛，且符合聯盟對能力的要求，這表示肩關節無法負擔重量並不是因為太過孱弱，而是因為存在著疼痛。下面介紹的運動雖然沒有側橋來的好，但對於需要更基礎變化形式的人來說，值得一試。側躺，先繃緊你的腹壁，然後讓雙腿微微離開地面。

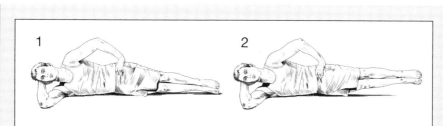

側躺時，找出脊椎的自然弧度（1）。適當的穩固腹壁肌群。（2）微微抬起你的雙腿，同時確保盡量不要彎曲脊椎。想像一下剛好讓雙腿下的體重計指針為零，就能讓這個動作技巧完美無缺。

3. 鳥狗式

這個運動不只針對背部，也針對髖伸肌群，同時也能指導正確的髖關節與肩關節動作，維持穩定脊椎的原則。

我們的研究結果顯示，運用鳥狗式運動，可以保護脊椎免於承受過大的壓力，還可以確保肌肉活動的穩定模式。這個動作可以針對腰椎與胸椎部位的許多主要背部肌群（最長肌、髂肋肌、與多裂肌），更是達到背痛減敏的一大功臣！

準備姿勢：呈四足跪姿，用輕微的屈曲／伸張動作，將脊椎擺到最有耐受力的姿勢，用這個方法，腰椎會處於無痛的「甜蜜點」。胸椎的弧度微微往上，髖關節屈曲，讓膝關節在髖關節正下方接觸地板。雙手放在肩關節正下方，適度繃緊腹壁控制軀幹，並確保動作只在髖關節與肩關節周圍產生。

鳥狗式動作技巧：採四足跪姿，對側的手臂與腿同時抬起。抬起的手不要高於肩膀，抬起的腳也不要高於髖部，目標是做到手臂與腿能平行地面並支撐6到8秒。鳥狗式要更進步，可以在「支撐」之間用抬起的手與

膝蓋「輕掃」地板，這稱為「輕掃地板」（sweep the floor），手跟腳在動作時都不應承受任何重量。切記，脊椎必須固定不動，只能由肩關節與髖關節來活動。

做這個運動時，透過握緊舉起手的拳頭，可以增加上背部的肌肉收縮。腳保持屈曲（墊腳尖的相反）同時腳跟用力往後推，可以更加針對下背肌群、臀肌、與腿後肌。這樣也能減少「髖部抬升」（hip hiking）這種扭轉脊椎的動作傾向。

對於極為容易疼痛的背部，可以採用更基本的鳥狗式。這個改良版鳥狗式只抬起一條腿，不抬手臂。不論你選用哪一個版本，都要加強維持腹壁穩固與中立脊椎。

當你已經精通「支撐和輕掃地面」的基本反覆模式後，就可以進階到「手腳畫正方形」的階段了。就「支撐」姿勢時，將拳頭往外側遠離身體的中線移動，注意手臂維持伸直，腳的模式與手相同。具體來說，手／腳往外、往下、朝向中線、往上回到起始位置，這個正方形應該小於30公分。用這種簡單的握拳動作，就能大幅提昇上背伸肌群、菱形肌、背闊肌、與下斜方肌的參與。

運動處方：以倒金字塔遞減方式來編排反覆次數／組數。舉例來說，右側做4次10秒支撐，然後換到左側重複。休息30秒後，每側各做3次反覆，然後休息。之後每側再各做2次反覆，這樣就完成了。需要更多的挑戰時，每組可以多加1次反覆，但10秒的支撐時間不要再增加。最終，等到你的背痛消失後，或許可以增加支撐的時間。

鳥狗式的運動處方通常可以依照與側橋相似的組數／反覆次數／休息時間設定。

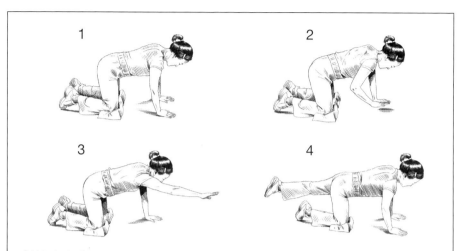

對於疼痛狀況最嚴重的人，鳥狗式要從雙手雙膝著地開始。先努力找到脊椎「甜蜜點」的位置，手位於肩關節正下方（1），膝蓋在髖關節正下方。如同所有運動，這些動作在執行時都必須無痛，有些人會需要從彎曲肘關節讓手離地開始（2）。支撐10秒，然後進階至手臂伸直（3），接下來只伸直一條腿（4），將難度提升至有挑戰性但不會產生疼痛的程度。

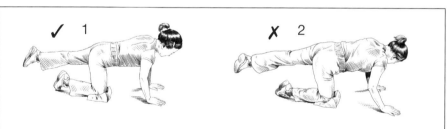

小心動作錯誤，像是放任脊椎扭轉（2），這樣最後會導致疼痛，並阻撓你進階至更具挑戰性的程度。

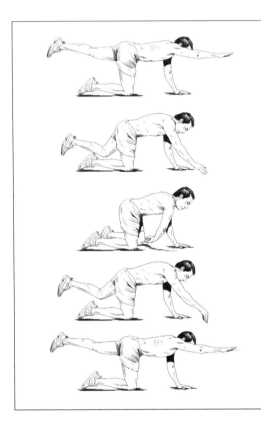

繼續進步，以「輕掃地板」的技巧來緩和下背肌肉收縮，且避免肌肉痙攣。每支撐10秒，用手與膝蓋輕掃地板，所有動作都來自於肩關節與髖關節，脊椎沒有任何動作。

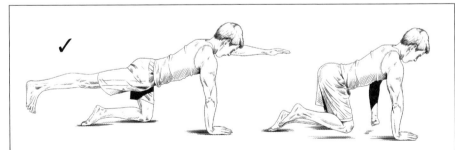

有些人會有把腳抬得太高的傾向，這樣會導致脊椎扭轉。與其想把腳抬高，不如「把腳跟往後踢直」。你將發現背部、臀部、與腿部的肌肉都會更加用力。

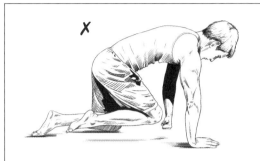

「輕掃地板」常見的錯誤包括讓脊椎與脖子產生動作。所有動作都應該只來自於髖關節與肩關節。

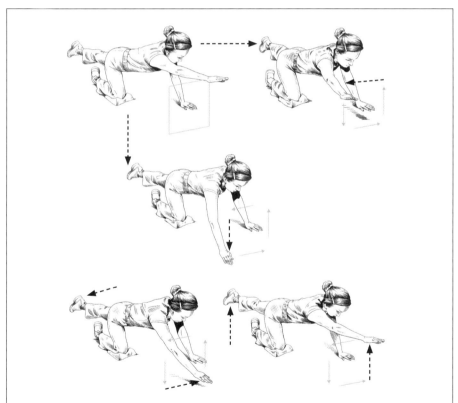

有朝一日,一定能把完整的鳥狗式做好。接著的進階是用手和腳「畫正方形」——將手和腳遠離中線往外、往下、朝向中線往內、再往上這樣畫正方形。所有動作都是由肩關節與髖關節產生,脊椎沒有任何的動作。

膝關節傷病的人能練的站姿鳥狗式

有膝關節炎、膝關節置換手術後出現傷病、或是跪到地上有困難的人,你可以站著做鳥狗式,核心剛性以及只用肩關節／髖關節產生動作的原則在此同樣適用。一樣支撐10秒,組數與反覆次數的規則也維持相同。

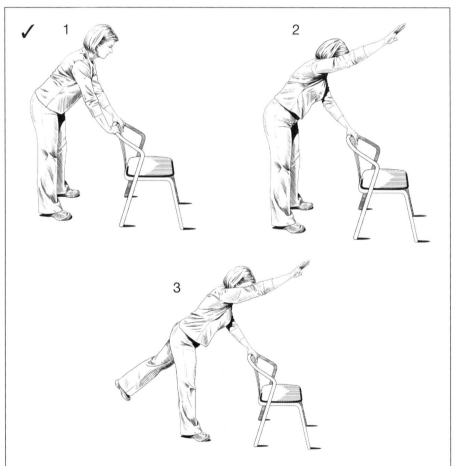

無法跪到地上的人,可以用站姿鳥狗式,依照類似的方式來進階(1)。一開始只抬起一隻手臂(2),接下來只抬起一條腿。最終達到可以執行完整的鳥狗式,所有動作都只在肩關節與髖關節產生(3)。

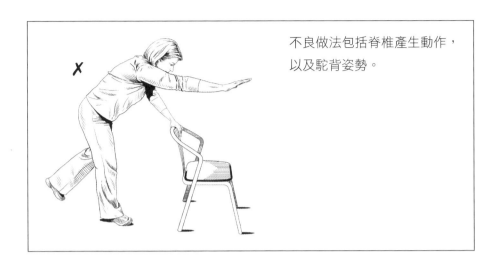

不良做法包括脊椎產生動作，以及駝背姿勢。

運用「核心大三」運動來建立你的背部均衡

我們對於各種不同族群的研究顯示，執行核心大三運動時，組數／反覆次數能力越均衡的人，未來發生問題的風險就越低。比如說，如果你的改良式捲腹能做3組分別為6、4、2次反覆，那麼你的側橋與鳥狗式每邊都應該要能做到相同的次數。你應該要讓核心大三的每一個運動都能均衡進步。

剛開始這個訓練計畫時，有些人會注意到其中某一個運動比較弱。試著找回均衡狀態，困難在於執行均衡的組數／反覆次數，讓這三個運動的能力平衡。

潤滑關節：貓／駝式 *

現在你已學得了沒得妥協的「核心大三」運動：改良式捲腹、側橋、和鳥狗式。這些運動的設計，是透過穩固讓脊椎處於無痛的位置，進而促

---

* 　譯註：在台灣常見的說法為貓牛式。

進無痛的能力。三個運動的共通點就是「避免脊椎產生動作！」不過，總有些時候人們會想要動一動他們的脊椎，動一動脊椎也可以是健康的。我們發現對脊椎應力最小的方式，是透過另一個運動，它需要從四足跪姿開始：即貓／駝式。

　　貓／駝式是一種溫和的運動，注意這不是伸展，所以不用推至動作幅度的末端（或是說把關節推至最大舒適極限），控制動作會讓你獲益良多──而不是在動作幅度末端施加壓力。事實上，對部分人來說，運動時稍微減少動作幅度還更有幫助，可以避免觸碰到姿勢的極限。

　　做這個運動時要溫和平順的反覆，先從脊椎向下彎曲同時抬頭往上看（貓）開始，再變換至脊椎拱起同時頭往下看（駝）。

　　跟我們所有的運動一樣，我們的實驗室測量了病人在做這個活動時的脊椎應力，發現只需要7到8次循環，就足以減低深層脊椎的摩擦力或是動作的阻力，更多的反覆次數不只沒有必要，更可能抵銷了這個運動帶來的效果。

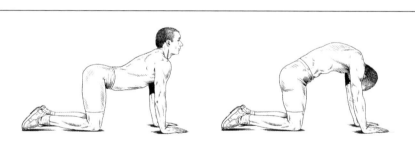

貓／駝式從手與膝蓋著地開始，溫和的讓整條脊椎在無痛的動作幅度內屈曲與伸張，每個循環大約3到4秒。

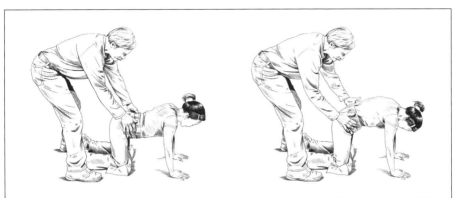

對某些人來說，移動脊椎與髖部並不是那麼容易理解，他們會需要一些指導，以達成用脊椎與髖部做出完整的動作。

應該去除的運動

不意外，一定已經有人要你做一些背部的活動度與伸展運動，如果這些伸展可以把你治好，你也不會為了尋求建議而閱讀這本書了。若是這些運動無法促進目前為止我們敘述的健康脊椎姿勢和動作，你就該將它們永

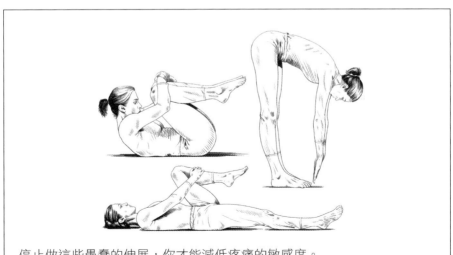

停止做這些愚蠢的伸展，你才能減低疼痛的敏感度。

遠從生活中去除！如同我們先前討論過的，將雙膝往胸口拉，應該是第一個要去除的動作！這是一個應急方法，且長期來說只會更傷害你。還有，拜託停止做那個仰躺後，把雙膝往兩側放下的動作，這些錯誤姿勢會讓你的椎間盤與脊椎關節一直處於過於敏感的狀態。可以用貓／駝式給脊椎一些每天所需的動作，但要完全去除其他會讓脊椎產生動作的運動處方。

　　不明智的超人式：這是另外一個會讓背痛病患狀況更糟的常見運動。「超人式」經常用來當作鍛鍊脊椎伸張肌群的運動處方，這會導致過度伸張的脊椎承受6000牛頓（約600公斤）的壓力，對於背痛的人來說，這是一個設計不良的運動方式。讓我們丟掉這種「輔助運動」，把它留給那些身體無痛，想要提升運動能力的人。

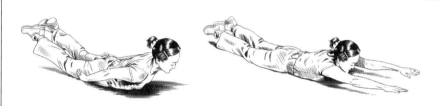

在減緩疼痛的計畫裡，應該完全去除各種形式的「超人式」運動。雖然在一些診所這種運動很普遍，但我們的科學調查證實，這會讓以過度伸張姿勢扭曲的脊椎，承受不必要的壓力負荷。

　　現在你已經瞭解要如何透過運動的進階過程，從疼痛狀態逐步重建你的背部，接下來你將需要另一個關鍵元素——行走。一旦你對於成功的行走計畫原理有概念後，我們將可以實踐「核心大三」運動，並在第十四章建立屬於你的恢復計畫。

第十章

行走計畫

——天然的背部鎮痛膏

行走計畫
──天然的背部鎮痛膏

你可以將行走轉化成一種治療

當我們想到「膏」這個字，會認為是某種蠟或乳霜，讓我們能塗抹在身上以減緩身體的不適，像是乾裂的嘴唇或是肌肉酸痛，我們認為，可以一整天塗抹這種東西許多次，幫助我們持續獲得舒適與減緩。雖然對於背痛沒有這樣的神奇膏藥，透過一項自然到不可思議，但被許多人輕忽的活動，我們都擁有自行塗上這種「背部鎮痛膏」的能力：**行走**。

行走是我們日常生活中最平凡且基本的活動之一，雖然做起來簡單，行走對背部健康扮演著極其重要和獨特的角色。行走計畫必須是你疼痛排除計畫中的一個重要部分，簡單明瞭。

從科學的角度來看，每一步行走，抬腿以及將腿擺盪往前的動作，都需要肌肉參與來支撐住骨盆，避免骨盆往單側傾斜而造成脊椎彎曲。每一步都會產生溫和的肌肉收縮，重複循環就形成了步態。極少有動作像行走這般能調整髖部，又能給脊椎與核心側向的刺激，軀幹成了一個能量儲存系統，每一步行走，背部的彈性組織會減少肌肉的出力，以及減輕脊椎的負荷，這個「卸荷效應」（unloading）是透過手臂擺動以及加快行走速度而進一步的提升。軀幹的懸吊肌群（sling muscles）能傳導手臂的動作與力量來驅動髖部，以這樣的方式，行走可以訓練到有助於其他重要活動所必要的懸吊肌群，從而消除背痛。

有些人讀到這裡可能會有點困惑，因為你曾發現行走會讓你的背痛加劇，也許曾經有人給過你不好的建議，可能曾經有人告訴過你，慢慢輕鬆

的行走可以減緩你的疼痛，但你這麼做卻沒有獲得預期的減緩效果。這通常是由於走的太慢，實際上會增加脊椎所受的靜態負荷，這時肌肉會增加脊椎的壓力。除此之外，用不良的姿勢行走也只會讓疼痛加劇，所以我們的計畫是先矯正行走姿勢，來減緩疼痛部位所承受的應力，然後建立健康的行走模式，進而消除背痛。

相較於慢慢行走，或說是「逛街漫步」的方式，走得更快一些通常就能將導致背痛的原因，轉換為減緩背痛的方法。如果你覺得就算是快速的步伐還是會感到疼痛，要不是在這個恢復階段你的疼痛敏感性還相當高，不然就是單次嘗試行走了太遠。這只是表示，你可能得等到你更進步後，才能把這個方法加到你的例行運動之中。這個時候，遵循先前章節所提到的步驟，假以時日你將能用快步行走來減緩背痛。

慢慢行走的其它負面問題，包括了比較沒有擺動手臂，這會進一步增加靜態肌肉的痙攣。每走一步膝蓋都完全伸直鎖死也很常發生，這會移除無痛行走時所需的腿部肌肉彈簧作用（spring action）。

我們已經確立，較快的步伐是關鍵所在，不過其他的姿勢因素對於完善的治療性行走也同等重要。俄羅斯大力士帕維爾‧塔索林（Pavel Tsatsouline）對各個文化之間不同的行走方式提出了有趣的觀察，他宣稱美國人走路時眼睛經常會看著地面，這會讓伸直朝前的頭部引導他們前進；相較之下，俄羅斯人通常用他們的胸口引導前進，這會自然地讓手臂擺盪起來，這就是目標！

用無痛的方式行走

用鏡子、商店前的櫥窗，或是請朋友用手機錄影，來觀察你的行走風格。你的下巴往前凸出嗎？走路的時候有沒有擺盪雙臂？或是步伐很小嗎？你是像美國人一樣看地上走嗎？還是像俄羅斯人那樣挺著胸走？留意你目前的行走風格，接著試看看這些矯正方式：（見圖）

1. 用你之前找到能減緩疼痛的矯正挺直站姿，這也能預防肌肉痙攣。

2. 微微繃緊腹部肌群。

3. 試試看幾步行軍踏步，意思是在原地大力且刻意的動作，抬起膝蓋至略高於平常的高度。

4. 開始行走，由肩關節擺盪雙臂——而非手肘，回想一下第八章的行走圖示。

5. 步伐逐漸加大加快，直到你達到了「很認真」的行走，行走的感覺就像是你要去什麼地方那樣。

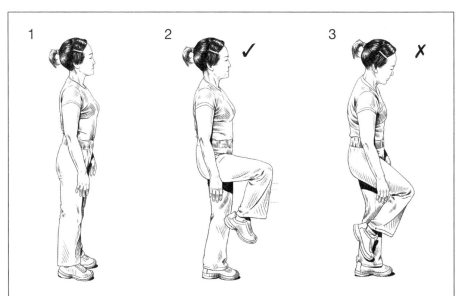

（1）首先用前面章節的矯正技巧站「高」。（2）站、平衡與行走的能力，從單腳站立開始。先站的直挺，繃緊軀幹，然後用只動髖關節的方式抬起一條腿，脊椎不產生動作。（3）不好的姿勢包括脊椎產生動作、平衡不良、抬起腿的那邊髖部下沈、讓髖部橫向移動。矯正策略包括用腳掌抓緊地面、進一步緊繃核心增加剛性。

應該如何建立無痛的行走計畫

　　某些疼痛敏感度高的人，一開始需要先把行走計畫拆成多個短時間小節，再以高頻率來執行，比如說，如果你走10步就會感到疼痛，合理的復健計畫就是每個小時走6到8步。這個時候你還沒有足夠的無痛能力能去找專業人士訓練，不論做什麼活動都會因為疼痛而停止，你的目標是自主訓練以提升無痛移動的能力，並增加能夠無痛訓練的活動量。

　　間歇訓練背後的原理是：把一節節的訓練小節組織成不躁進且井然有序的計畫，以提升疼痛耐受度。透過每個小時的行走，你將能獲得許多無痛的行走步數，隨著你持續進步，每個訓練小節之間的間隔時間也可以逐漸拉長。不躁進且井然有序的進行，你將會達到最終目標，也就是每次30分鐘，每天3次的行走——早餐前，中午，以及晚餐後。

　　在這個階段，你將持續拉長行走的時間，「微量休息」將對你有幫助，微量休息基本上就是在行走的過程中稍微暫停然後休息，並檢查姿勢。實際上，感到疲累時，人們通常就會失去「良好的步態」，如果快要感覺到疼痛，就停止行走。運用第八章所學到的練習，來重新找回腰椎與髖部的無痛姿勢，醫師把這稱為「彈性平衡」，你則把這稱為你的「甜蜜點」姿勢。可以利用公園的板凳來完成，也許停下來跟別人小聊一下，然後繼續走，享受疼痛的減緩！第十四章說明椎管狹窄的復原時，我們將會更深入討論這個「保護脊椎」的觀念。

　　只要能成功的從這個階段畢業，你就能享受更長的行走。這時候，你將不只成功提升了行走的可動性，還會發現從事其他有趣活動的能力也越來越好了！

行走計畫的進階方法

　　當你已經可以成功的執行每天3次30分鐘的行走處方之後，試著走更

久一點。隔天把你的感覺記錄下來，你的身體會讓你知道，自己是否已經準備好適應這個階段。等到你已經有好幾個星期都無痛，包括一些更久的行走，也許你會想要試看看短距離慢跑，如果這樣感覺不錯，接下來3天都可以再跑，但之後必須休息5天，休息時不要慢跑，但你還是可以繼續行走。這裡值得一提的是，對於背部健康來說，慢跑並非必要，我提到慢跑，只是寫給那些希望以重拾慢跑為目標的讀者，訣竅是刺激組織促進恢復與重塑，同時不讓損傷累積超出復原的速度。如果你想讓慢跑成為你的長期計畫，每跑2到3週就該休息1週，這就是能跑得長久的關鍵。

　　在斜坡上下的行走可以載舟也能覆舟。行走的進階，最後應該納入走上坡，先從緩坡開始，接下來，可以試著後退走上坡，把注意力集中在膝蓋伸直及推地。試著把你的雙手高舉過頭，促進更直挺向後的行走姿勢，你將會感覺訓練到大腿，且知道自己做得挺不錯的。

　　如你所見，行走就像任何其他背痛患者的運動，必須慢慢開始，再一天天的累積到更具挑戰性的難度。把自己逼到開始感覺疼痛，並不表示你要忍耐著撐過去，而是你應該要停止，明天把每日目標再拆成更小的單位。沒錯，這需要耐心，不過，有志者事竟成。

第十一章

核心訓練計畫

核心訓練計畫

你已經有了技術和指引，可以設計自己的每日計畫。對於許多只想要享受無痛生活並且維持一般能力的人來說，這樣已經足夠。把這個融入你的每日計畫之中，你將會得到益處。

切記，如果整天的動作習慣都很糟糕，沒有什麼運動計畫可以幫得了你，所以一整天下來，隨時都要維持脊椎衛生來移除疼痛開關，包括將動作工具運用在所有的動作裡。

一般有在運動的人，可以從「核心大三運動」章節裡介紹的輔助運動慢慢開始。先試個幾下，看看隔天身體能否承受，隨著你不斷進步，每週逐漸增加每組的反覆次數。對於那些在低強度運動時耐受度就低，而且容易因為疼痛而中斷運動的人，回憶一下把一天的訓練分成好幾次，每次只做幾個反覆次數的作法。比較健壯的人，可以執行比較嚴格的訓練，或許每天練一次。隨著訓練的進步，每個運動都可以增加反覆次數。

以下的指引，是一般大眾訓練大約4至6週後，可以預期的程度：

1. **貓／駝式**：緩緩地做8次，休息，再做8次。
2. **鳥狗式**：右手臂與左腿伸直支撐10秒，每次支撐之間都要「輕掃地面」，6次反覆。換另一邊的手腳再重複，休息30秒。下一組，將反覆次數減少2次，因此左右邊各做4次，休息。接著每邊各做2次，完成。
3. **改良式捲腹**：支撐10秒，6次反覆。休息30秒。4次反覆。休息。2次反覆。完成。
4. **側橋**：右側支撐10秒，6次反覆，接著左側也做6次。休息30秒。然後每邊各4次。休息。每邊各2次。完成。

5. 行走：上班前走30分鐘，午餐休息走20分鐘，晚餐後走30分鐘。

若你恢復的比較慢，不需擔心，症狀減緩的趨勢應該會逐漸改善。使用附錄裡的表格協助製作和記錄你的訓練計畫，這可以幫助指引你訓練該進階或退階，確保症狀獲得減緩。

當你覺得需要更多挑戰時，每組增加一次反覆次數，10秒的支撐時間就不要增加了。這個策略能夠減少背部肌肉的痙攣，並建立耐力，永遠不要犧牲動作的品質來完成更多的反覆次數。

隨著訓練計畫持續進步，你將自然而然感受到髖關節活動度得到提升，許多人回饋說，晚上時他們不會疼痛，可以睡得更好了。保持紀律維持脊椎衛生，再次享受無痛的生活，準備好跟身邊的朋友、家人、同事解釋，你是如何成為自己的背部修復大師，治好自己的背痛的！他們會好奇地想知道，你的外表、行為、與動作如此不同的秘密。

都在這裡了——幫助數千人重獲無痛背部的秘技。有少數讀者需要更多的功夫，你可能有些特殊、較為罕見的情況，會需要額外的功夫。除此之外，有些讀者會希望能獲得比平均水準更高的無痛能力，這些人請繼續看下去。

第十二章

回復重整髖關節

回復重整髖關節

　　背痛和髖部疼痛會抑制臀部肌肉，導致更嚴重的背痛和髖部疼痛。不過在背痛還存在的情況下，太早就試圖解決髖關節的問題，通常會導致挫折與更多的痛苦。**我再次重申，不要在這個計畫早期就伸展腿後肌群與髖部**，先減緩疼痛敏感度。當你的背痛已獲得緩解，並且建立起一些負荷與動作的耐受性後，才可以嘗試回復重整髖關節功能。這裡涉及了增進髖關節的活動度，以強化動作控制，再加上重建健康的活動模式。

增進髖關節的活動度

　　僵硬的髖關節會導致更多動作轉移至脊椎，這正是我們試著要避免的。髖關節發炎的人想要增加活動度而不引發疼痛，是很棘手的事，但是其他人可以遵循以下的程序。也請記得，髖關節活動度能達到的程度，取決於你的解剖構造，你的活動度可能可以，也可能無法跟你的同儕一樣好，這都沒有關係，專業的醫師能評估髖關節僵硬的原因，而後引導你處理這個問題。他們能夠提供你動作幅度的相關資訊，以及僵硬的來源是因為髖關節囊、髖臼（acetabulum）的形狀、過度緊繃和敏感的神經、或者是肌肉的問題，其中許多問題，是無法透過伸展來減低疼痛敏感度與增加動作幅度的。不過，勇士三轉半月式（Hip Airplane）就是個很棒的活動度練習（不可以把它當成伸展動作）。

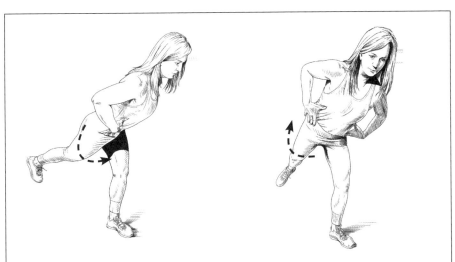

「勇士三轉半月式」是回復髖關節活動能力的進階手法，運用了一個基礎動作模式——髖外轉。勇士三轉半月式對於強化髖關節活動度，以及有背痛但很少有髖部疼痛的讀者，有奇蹟似的幫助。大拇指放在肋骨上，其他手指放在骨盆環的髂嵴（iliac crest）上，作為確保沒有脊椎動作的提示——所有動作都只來自於髖關節。用深蹲時所學的腳扭地抓緊技巧，來提升平衡。

　　背痛會抑制髖關節的臀部肌肉，同時也促使，或緊繃了穿過髖關節前方往脊椎兩側延伸的腰肌。我們先來看看背痛對腰肌的影響，如果你有骨盆環鬆弛的症狀，有可能是練太多弓步蹲造成的——請避免弓步蹲，你的訓練史顯示這個運動並不適合你。

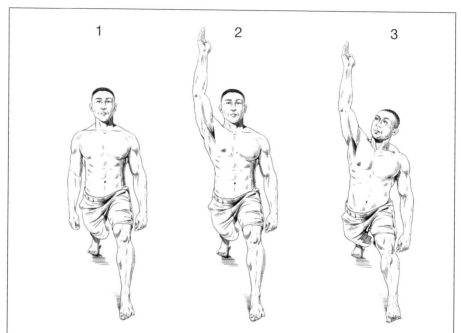

弓步蹲可以增進髖關節的活動度。做出弓步蹲預備姿勢。（1）髖關節伸張時，將同一邊的手高舉過頭，往下蹲成弓步。（2）軀幹往伸張的髖關節對向側彎，並將肩膀往後下方沈，這樣就更能針對和伸展腰肌（3）。輪流交換腿和高舉的手，用弓步蹲往前跨步，這叫做「跨步蹲」（walking lunge），目標是用弓步蹲往前走6大步。

　　記得我們提過，背痛常會留下抑制臀部肌肉的後遺症，現在我們該重新將臀部肌肉整合到你的動作模式中。我們的研究紀錄顯示，效果最好的運動是蚌殼式與橋式——不過你必須非常注意動作執行技巧。

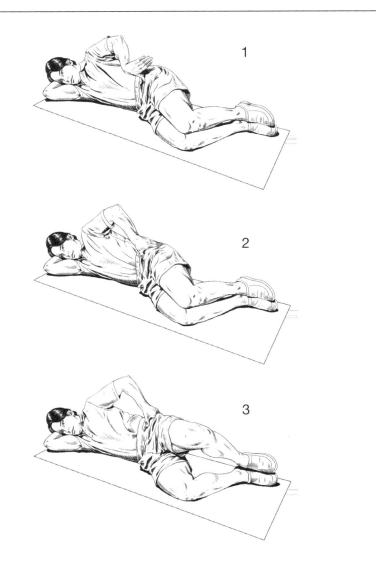

蚌殼式運動，一開始先把大拇指放在骨盆的前上髂棘（在髂嵴上，肚臍外
側處的塊狀骨頭）（1）。讓手指觸摸臀中肌（2）。當你學蚌殼把雙膝打
開時，就可以感覺到臀肌收縮（3）。把注意力放在感覺這個收縮，致力
於練習這個收縮到得心應手，不允許脊椎有任何扭轉。

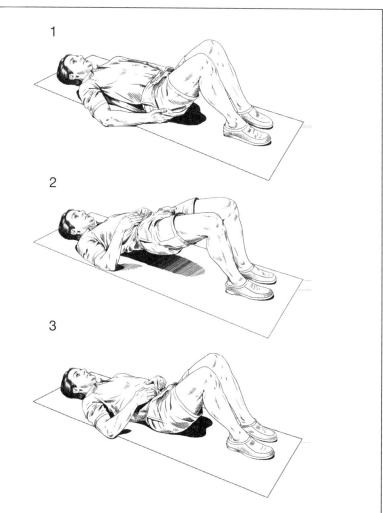

當你已經把蚌殼式練的得心應手，代表你已經為橋式做好準備了。先練習
夾緊屁股來收縮臀大肌。（1）必須要看不出來脊椎有任何動作，可能會
感覺到肌肉收縮。（2）接下來專注在臀大肌的收縮，只用這股收縮增強
臀部夾緊的力道，來讓骨盆抬升。腿後肌不應該收縮（3）。你可能需要
有人指導才能達到這個程度──請你的治療師看我們DVD裡的治療性運
動，參考我們的指導方式。

有些讀者會想要更進一步的提昇，不過這超出了此書的範圍，我在
《*Ultimate Back Fitness and Performance*》一書裡，有更多的臀部訓練進程
是針對這個問題的。

源自於髖關節本身的疼痛，需要更複雜的處理程序，這也超出了此書
的範疇，還是找位厲害的醫師吧。不過稍微一提，當髖關節活動到目前動
作幅度的末端時，溫和的關節牽引可以獲得很好的效果。技術高超的醫師
能運用溫和的牽引，增加髖關節的動作幅度。

保有蹲很深的能力和髖關節的活動度

你一定聽過有人說，小孩有可以蹲很深的能力，但是成年人因為失能
而失去了這個能力。這個論述常被拿來論證蹲很深的槓鈴和啞鈴深蹲是正
確的，但這個論述在幾個層面上都很有問題，對於有背痛的人來說更是如
此。小孩不是小尺碼的大人，他們的腿不成比例的短，這項力學優勢讓他
們能以良好的姿勢蹲得非常深。小孩的髖和膝關節在子宮裡就是彎曲成一
個深蹲的姿勢，但當他們長成大人後，髖關節窩會變深來提供穩定性，使
得直立時能夠承受負荷，這使得大腿骨（股骨）與髖關節窩的前側（髖臼
與關節唇）會相互碰撞。有些人的髖關節疼痛被診斷為前股骨髖臼夾擠症
（anterior femoral impingement）──這可能是由於遵照指示深蹲蹲太深所
導致。沒有任何證據支持，在健身教練指導下，用槓鈴做蹲很深的深蹲，
會比用自身體重深蹲更能維持深蹲的能力，多個非西方文化的生活智慧都
建議，只要每天用自身體重深蹲一次，即能保有深蹲的能力，此外，就算
是有背痛以及髖關節痛的人，用這個方式一天只蹲一下，是不會讓疼痛復
發的。

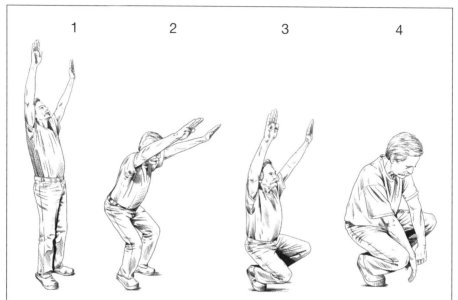

1   2   3   4

要保存身體深蹲的能力，每天做一次這個練習：（1）雙手高舉過頭伸張你的脊椎，（2）用髖關節鉸鍊讓身體下降。（3）慢慢做到很深的深蹲，（4）然後放下雙手並放鬆一下來釋放張力，再用相反的順序站起。

如何執行自身體重深蹲

1. 雙腳站寬到足以找到髖關節窩最淺的位置（這些測試在我的另一本著作《Low Back Disorders》有收錄）。

2. 蹲下時試著維持脊椎中立的弧度。

3. 深蹲到最低點時，試著完全放鬆，放掉腿部、髖關節、骨盆的所有張力。

4. 接著建立張力，由深蹲站起，移動骨盆回到游擊手蹲的姿勢，最後將髖部往前拉讓身體直挺站立。

5. 不要重覆做，做1次就夠了。

第十三章

下一個階段的訓練

恢復充滿活力的生活形態

下一個階段的訓練
恢復充滿活力的生活形態

是時候檢視一下要如何邁向更全面的復原，也就是重拾你的健康體能了。對於我們目前所達成的減痛效果，部分讀者就已經覺得夠滿意了，因此每天都要繼續練習「核心大三」，並且遵循脊椎衛生原則。然而，請切記你並非無敵，只要回到以前的動作模式，而且停止練習每天例行的核心運動，背痛就有機會復發，所以請維持你的紀律，持之以恆。如果你對於目前的成果已經感到滿意，你可以跳過這個章節其餘的內容。

對於其他讀者，你可能會懷念與你的孩子一起打場籃球、和另一半跳支舞、或是跟朋友去騎單車。如果你是認真的想提升你的運動能力，我會建議你讀我的上一本著作《*Ultimate Back Fitness and Performance*》，不過目前來說，這個章節將稍做說明，在維持良好的動作模式下，如何提升肌力與對傷害的耐受性。切記：保持自己的動作完美無瑕，永遠都不要為了提升運動能力或拉長運動時間，而犧牲動作的品質。

阻力運動

透過增加肌力來強化運動表現以及提升傷害耐受性的方法，就是進行阻力訓練計畫。只要能正確的執行阻力訓練，對於曾經受疼痛所苦的人會很有幫助——關鍵在於動作技巧。不幸的是，許多患者被安排了錯誤的阻力運動，執行錯誤百出的技巧，被要求接受千篇一律的模版復健療程，完全沒有把個人病史的獨特性列入考量。

我已經一次又一次的從我們發佈的研究論文中證實，並非所有漸進式阻力運動都如出一轍。比如說，任何有負荷的單手滑輪拉索動作，產生的

扭轉力都會對你的脊椎產生過度的負荷，因為肌肉抵抗扭轉的運作方式，會讓脊椎所受的負荷遠高於這些動作的橫向力量（額狀面）或前後力量，例如做伏地挺身。運動永遠都先從前後方向的矢狀面阻力動作開始，如果承受得不錯，才加入額狀面的運動，如果也能承受，最後才加入「抗扭轉」類型的挑戰。請留意脊椎本身並不扭轉——運動會施加扭轉力，但是目的是避免扭轉，並且保持脊椎在中立位置。

增加阻力

在理想的世界裡，阻力訓練包含了選擇正確的阻力負荷，不幸的是，有能力為有背痛病史的人選擇正確的阻力運動，又有能力示範所需的精確動作的人士確實稀有，請記得你通常會是自己最好的嚮導。永遠都要遵循下列幾個關鍵原則：

- 永遠不犧牲動作品質來抬起或移動更大的重量。
- 只有在有可能維持脊椎中立的狀況下才增加重量。

訓練應依照動作模式來區分，而不是針對身體部位

健美以及那些以身體外型為主要目標的訓練，綁架了阻力訓練的概念，聽他們的建議可能會抹煞你的進步，回到每天疼痛的日子。忘記那些針對二頭肌、胸肌、腿部獨立出來的「訓練」，取而代之的，是精確的動作模式，以及能夠用保護關節且有效的方式增進移動能力的運動。你應該著重的四個主要阻力訓練類別，分別是推系列、拉系列、舉系列、以及負重行走系列，後面詳述。

> **病患案例**：近期的案例，是一名前健力運動世界冠軍的諮商，他甚至無法無痛的前屈——這發生在一個能背負近乎半噸深蹲的男子身上！會面才進行15分鐘，他就已經重新發覺到如何矯正好動作模式，用適當繃緊的軀幹肌肉，重拾無痛的將200磅重量從地面舉起的能力。這些能力原本就在「他的身體裡」，不過疼痛改變了他的動作以及肌肉啟動模式。

肌力、肌耐力、以及爆發力發展模式

運動能力能贏得比賽，話雖如此，提升運動能力永遠都不該只屬於想贏得奧林匹克金牌的人。同樣的運動能力，讓水電師傅能夠無痛的做完一整天艱難、充實的工作，或是讓忙碌的母親一心多用的在家裡四處奔走，完成洗衣的同時，也幫孩子在下午六點三十分的足球練習前整裝完畢。就我們的目的而言，運動能力源自於能夠有力且無痛的推和拉，這是源自於把重量舉起的能力，保護關節並且善用髖部的力量。運動能力也會在用力抗扭轉的動作模式中展現，比如推開一扇又大又重的門，這過程中「力」是透過身體連結，以不會導致疼痛的方式來傳遞。拿重物行走、走路、跑步、轉身與斜切、弓步與退回原位，都是以運動能力為根基；跌倒時迅速且適當的反應，以回復身體平衡來避免跌倒，靠的也是運動能力，這樣你懂了吧。接下來是一些動作模式訓練的觀念，還有一些針對髖關節的動作模式，來提升你的運動能力，組數與反覆次數，請遵循第十一章那熟悉的倒金字塔遞減方式。

到了這個階段，你應該可以相對無痛的勝任日常活動，我會介紹簡單的推與拉運動，讓你加入每天的例行運動，試著先加這兩個就好。同

樣的，所有其它動作模式的進階方式，在我的另一本書《*Ultimate Back Fitness and Performance*》有詳細敘述。

「推」系列的運動

　　許多核心運動都屬於推系列的分類。「攪拌式」運動，會訓練到整個身體的「前側」，也稱為前側鍊（anterior chain）。伏地挺身是另一個對於前側鍊來說極好的挑戰，有許多方法可以調整傳統的伏地挺身，改成更能整合髖關節的做法。

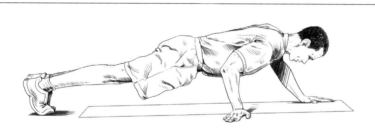

更需要穩定性的伏地挺身。注意，必須嚴格維持動作技巧——身體的排列不可讓脊椎塌陷呈伸張狀態，或是讓髖關節上抬呈屈曲狀態。

雖然這個運動一開始是雙手正常排列，進階的方法是將「雙手錯開」，也就是一隻手往側邊挪開、另一隻手挪至肩關節垂直線的上方。這樣會讓維持軀幹完美排列更加困難，在這裡，讓身體彎曲就是不良的動作形式。

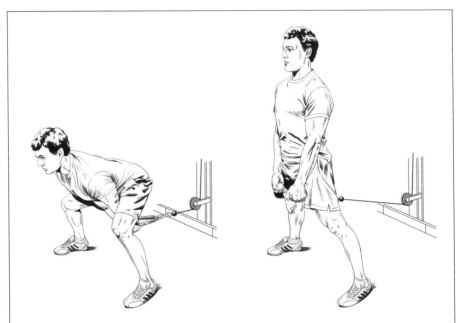

跨下滑輪拉索前拉（cable pull）是另一種形式的推系列運動，整合了髖
關節鉸鍊以及核心剛性，可以幫助舉起和移動大型的物品。先把拉索設在
最低位置，將滑輪拉索機設定在9公斤（20磅）。用完美的動作技巧做8
次反覆、第二組做6次，第三組做4次。若能維持完美的動作技巧，你可
以考慮增加負荷。

「拉」系列的運動

　　推系列的運動應該與拉系列平衡——每推一次就要試著拉一次。引體
向上挑戰身體的後側鍊——背部的肌群，是伏地挺身理想的配套運動。要
開始進行拉系列運動，懸吊訓練繩是種很棒的方法，而且許多製造商都有
生產。

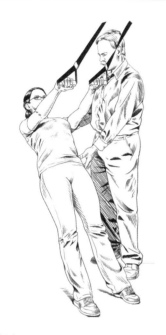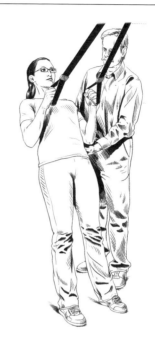

站姿拉繩需要許多的準備動作。手臂旋前（手掌朝下）抓緊把手，用超出
所需的力量全力抓緊。夾緊臀部肌群。用背闊肌將肩胛骨後拉夾緊並下
壓，確保脊椎姿勢維持中立弧度。遵守這個紀律，你的背部就完全不會疼
痛，拉動手臂的時候，只有肩關節／手臂有動作，就算是微乎其微的脊椎
動作，也要完全避免。全身繃緊，要超出實際所需更「用力」的拉，注意
在往胸口拉的時候，雙手會轉為鎚式握法（hammer grip），以減少肩關
節與肘關節所受的負荷。組數／反覆次數與推系列的運動一樣。

　　現代社會，許多人失去了雙手的運動能力，花太多時間在電子用品
上，接觸的阻力就只是抓著小小的握把，運用強壯的雙手控制物品，最終
將能保護脊椎。為了對抗這樣的趨勢，並平衡握力與控制物品的能力，我
們經常先做拉水管或是繩索的訓練，對於訓練有氧體能來說，這也是非常
好的開始。

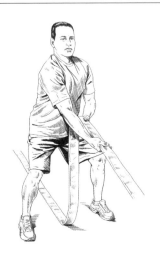

拉消防水管或是繩索，需要用雙手輪流交替的拉，好的動作技巧會像是往後坐，如同坐在椅子上般，並維持中立脊椎弧度。這裡特別重要的是，要避免軀幹扭轉——而是讓骨盆經由髖關節旋轉以保護脊椎。將水管小段小段的直接往肚臍方向拉，不要貪心地一次拉太長，這樣會導致脊椎扭轉。對於訓練有氧體能來說，這是一個很棒的開始。

段落總結

就是這些——以上幾個運動能幫助提升你的運動能力、幫助你更能從事你所喜愛的活動。透過練習、承諾、遵循正確的動作技巧，你將能獲得肌力、耐受性、以及抗傷害能力。

再次一提，本書在進階運動這個段落，是刻意的簡短。對於曾有背痛病史的人，要能為他設計出正確的進程，確保他成功的重拾運動能力，需要高度的專業。冒險再提一次，我建議讀者詳讀我的另一本課本——《Ultimate Back Fitness and Performance》（www.backfitpro.com），書裡對於提升運動能力同時處理好背痛病史，有很全面的指導方針。

第四部

微調身體機能以達到最佳表現

第十四章

特殊狀況的考量

坐骨神經痛、胸椎後凸（駝背）、 脊椎側彎、椎管狹窄、體重過高及其他

特殊狀況的考量

坐骨神經痛、胸椎後凸（駝背）、脊椎側彎、椎管狹窄、體重過高及其他

　　部分讀者在閱讀此書之前，醫師就已經對於你的疼痛給了具體診斷，不過，讀到這裡，你的自我評估應該能夠證實或否定醫師的診斷。正如我們前面所討論的，將你的背部病狀貼上標籤，通常不比辨識出哪些動作、姿勢、與負荷是引發疼痛的開關來得有幫助。話雖如此，要從某些特定「標籤」病況恢復時，需要有些特殊考量，若你屬於這幾種獨特的背痛分類之一時，以下有些方法通常會有幫助。我再次提醒你，你的主治醫師可能並不熟悉此書的方法，所以請告訴他們我所給的建議，請確保沒有其他的醫療病況會限制你從事這些運動，以及遵循這些建議。

坐骨神經痛

　　坐骨神經痛，指的是在坐骨神經路徑上任何地方所感受到的疼痛。這條神經從最低位的兩節腰椎關節，通過臀部區域與髖關節後方、往下經過大腿後方，脛部前方與側面，最後到達足部與腳指。

　　有趣的是，若你感覺到坐骨神經相關的腳指痛，可以依據神經路徑來判斷出了問題的節段為何。大拇指疼痛指出，是第五腰椎神經根（L5）受到刺激，其他四根腳指的不適，則來自於第四腰椎神經根（L4）。我曾經有個足部嚴重疼痛的病患，痛到醫師居然建議他截肢，但他們的疼痛，純粹是來自於腰椎處的坐骨神經受到夾擠。事實上，雖然可能在神經路徑上的任何地方感覺到疼痛，但其根源可以追溯到發生在腰椎區域的夾擠或壓迫。

　　神經刺激有許多種可能的起因，夾擠可能與凸出的椎間盤物質有關，或是來自於關節炎的骨頭，或是因為關節炎而增厚的韌帶，或是由於過度使用或受傷，導致關節囊增厚。透過水準到位的醫學檢查來釐清以上的原因，在幫助讓治療更加完善上是十分重要的。

　　如同所有成功的治療方法，**關鍵在於解決問題的原因，而非只是治療症狀**。若懷疑罪魁禍首是椎間盤物質，試著運用在評估章節學到的姿勢來減緩、消除疼痛，不斷練習好的脊椎衛生習慣，通常就能夠成功的讓造成神經刺激的問題椎間盤物質縮小。任何腿部疼痛，通常會因為久坐而更加嚴重，所以要練習多樣變換姿勢，舉起重物也會是個問題，因為這會更進一步刺激已經過度敏感的神經。一般來說，坐骨神經引發的疼痛，可以透過能夠承受的小段間歇行走來減緩；整體來說，要避免長時間久坐、脊椎反覆屈曲與伸展，伸展疼痛的坐骨神經，只會把它弄得更敏感，然而，**許多人卻誤以為伸展腿後肌群是疼痛的解方**。

　　另一個導致慢性坐骨神經痛的原因，就是我們老化時所發生的關節炎變化，即使我們日漸變老，骨頭也還是會繼續生長，骨頭變大，會侵佔神經根所需的正常空間。這種類型的坐骨神經痛，疼痛通常會因為運動（有時候甚至連走路也會），以及用看似沒問題的姿勢躺在鬆軟的床上，讓脊椎失去自然的弧度而更加嚴重，**關鍵在於重新建立並維持你的「中立姿勢」**。在我與病患的諮詢中，我經常會用「改良式行走」當作治療方法，我堅持使用在第十章介紹過的，以無痛間歇做為基礎的正確行走技巧。我們會將疼痛的行走改變成為治療，先從找出能減緩放射性疼痛症狀的姿勢開始，比如說先趴下幾分鐘，然後行走直到放射性症狀剛要開始時就停下。這時你需要讓脊椎回復到無痛狀態，試看看「爬牆運動」，或是用公園板凳讓脊椎減壓，等到疼痛減緩後，試著再行走一段，然後重複循環。這個技巧通常能幫助減緩坐骨神經痛的症狀，並恢復無痛的體能。

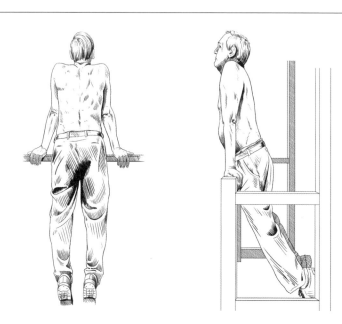

「公園板凳」減壓法。開始行走後，只要不舒服的感覺開始出現時，就到
預先找好的公園板凳或是穩固的欄杆，如此一來，你就可以在固定的間隔
下做這個姿勢。用手掌的「跟部」往下壓，同時用手臂撐住你的身體重
量。保持手臂夾緊軀幹，將身體重量往下轉移到手臂，接下來試著讓髖部
往前靠向橫桿以伸張脊椎。只要覺得舒適，這個脊椎減壓姿勢可以一直持
續，但最長不要超過一分鐘。理想上，這個時候症狀已經減緩或消除了，
接下來就再開始行走，直到下個疼痛循環為止。每天都反覆的做這個訓
練，慢慢增加重複次數，這個技巧會透過不斷累積重複次數，來幫助建立
無痛的行走能力。

　　相對於一般的伸展，處理坐骨神經痛時，我們會考慮在不拉扯神經，
也不增加神經張力的狀況下讓神經移動，這樣可以降低疼痛敏感度。神經
夾擠會減少神經滑動與移動的能力，你的目標是使用不會造成刺激的動作
模式，來促進神經持續滑動的能力。從這個角度來看，用有益的坐骨神

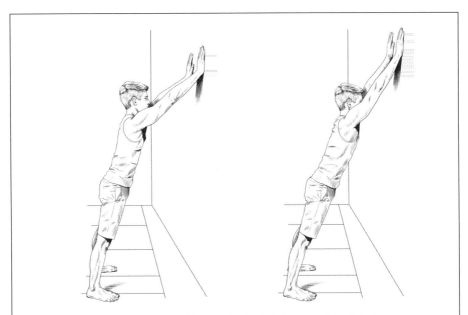

爬牆運動。另一個恢復性的技巧稱為「手臂走路」或是「爬牆運動」，將一隻手放到另一隻手上方，如同用手沿著牆壁往上走。引導髖部往牆壁靠近，可以幫助達到想要的直挺姿勢。

經「滑動」來治療坐骨神經痛，與肌腱炎的治療正好相反，肌腱動越多發炎就越嚴重，甚至會導致肌腱更進一步的受限，這就是我們創造「神經鬆動」（Nerve flossing）這個名詞的重要基礎。用牙線在牙齒之間滑動可以清除髒汙，也在牙齒之間創造出更多的空間，清潔完牙齒時，牙線就會在較小的摩擦力下自由滑動。雖然機制有些許不同，有效的「神經鬆動」會讓坐骨神經在身體的椎管內滑動，來減低刺激以及疼痛敏感度。當神經持續滑動讓摩擦更加減少時，疼痛閾值也會隨著提升，從而讓更多的活動都能夠無痛。事實上，神經鬆動已經幫助了許多病患減緩與消除由坐骨神經痛所引發的臀部和／或腿部的「放射性」疼痛感覺。

神經鬆動運動

你的目的是在不造成神經張力和更進一步的刺激下，用訓練、運動、與移動等方式促進神經「滑動」，與伸展相反，這個策略可以幫助神經穩定。目標是從一端拉動神經時，另一端要放鬆，接著反過來操作，每次動作循環都是如此。

動作技巧：開始時，試著坐在一張桌子上，讓你的雙腿可以在下方擺盪而不會碰觸到地面。將你的頸部往後伸張向上看，同時將其中一個膝關節在你的身體前方伸直，足部屈曲腳趾朝向天空，執行時動作要平穩，接著再以相反方向重複這個動作：頸部屈曲，膝關節、踝關節、與腳指也屈曲。整個循環（一次往後一次往前）需要大約3到4秒鐘，且頸部與腿部的動作應該要能協調。有個有用的意像，就是把坐骨神經想像成一條從頭頂連到腳尖的繩子，透過操控繩子的兩端來回滑動，你正在溫和的讓神經在椎管中移動，自然地釋放它的張力。

玩弄噴火龍的尾巴

注意：本質上你是在玩弄噴火龍的尾巴，你有可能被燙傷，並且使得症狀惡化，神經鬆動可以治療，也可以造成疼痛。第一天試著每邊做10次反覆，看看你隔天的感受如何，如果放射性疼痛症狀更加嚴重，就要立刻停止，過一週後再試試，不過，這次先趴著大約3分鐘，再接著使用馬上會說明的技巧。若你的疼痛一樣變嚴重了，那麼這個方法並不適合你，反之，如果你的症狀並未改變，或是有所改善，就繼續做神經鬆動。隨著時間，鬆動會讓神經減敏，只要幾天到幾個月，你就會開始感覺到全身症狀減緩。

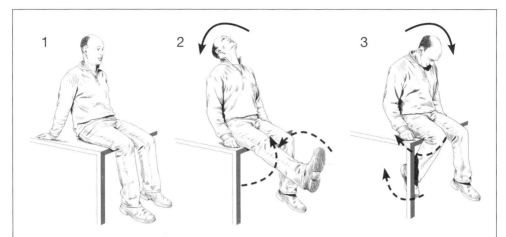

神經鬆動技巧

找一個無痛的坐姿，雙腳打開並且保持中立脊椎。（1）坐的高度要有足夠的空間能讓雙腿自由擺盪。（2）鬆動受刺激的神經根時，頸部與膝關節同時伸張，做出一個流暢且協調的動作，踝關節也要背屈（足部往上翹）。（3）接下來做相反的動作，頸部與膝蓋屈曲，足部以協調的方式蹠屈（3）。這個循環每條腿重複10次。

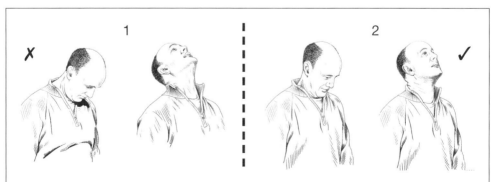

（1）不良的技巧包括了只在頸部上方做前後點頭，這對神經根的張力來說，沒有什麼改變。（2）最好的技巧是屈曲和伸張頸部（2）。

　　執行細節：對有些人來說，只需要做3到4天的神經鬆動運動，就能緩和與減輕放射性坐骨神經痛；對於其它人，可能需要數週才會有完全的改善效果。有幾個小技巧可以增強神經鬆動的功效：第一，也是最重要的，就是減少對神經根的刺激。比如說，如果你能確定疼痛根源是來自於椎間盤突出，那在鬆動之前，要先採取能減少凸出大小的姿勢。背部準備神經鬆動的最佳姿勢，就是做這個舒緩運動，趴在地上用拳頭撐住下巴三分鐘。如果你發現這樣做有助於減緩你的坐骨神經痛症狀，鬆動前先做這個運動；如果你的症狀在早上剛起床時最嚴重，那就晚一點再鬆動；如果你的症狀是一天裡較晚的時候比較嚴重，那就早一點做鬆動。

椎管狹窄

　　雖然我們已經簡略的說明過椎管狹窄，讓我們更進一步解說這個常見的病症。大多數人在老化時，特別是那些在日常生活中有許多脊椎動作的人（水管工人、休閒足球員和壁球玩家等等），很容易會發展出脊椎的關節炎病變。這種骨質增生的過程，會導致脊髓以及神經根所通過的椎管變得狹窄，這個狀況就稱為椎管狹窄（Stenosis），意思就是「變窄」。那些椎管狹窄的病患，失去了在不會引發背部與腿部疼痛的情況下，行走長距離的能力，他們的活動程度會持續減少，而且整體健康狀況也會跟著一落千丈。

　　許多椎管狹窄的病患發現，多次短時間的牽引可以減緩症狀，換句話說，**就是從兩端「拉」脊椎，這種減壓動作對於椎管狹窄的病患是有益處的**。事實上，這是唯一在牽引治療上能顯示出廣泛效果的背痛病患類型。

　　一般來說，椎管狹窄的病患在疼痛症狀出現前，能夠走個幾分鐘，較長時間的站立與行走通常都會導致疼痛和／或無力。有許多治療師會教導這些病患如何保持脊椎屈曲的姿勢，而我們讓那些用這種方法無效的病患

採取相反的方法，都獲得了很好的效果。日常活動中太多的屈曲姿勢，通常會適得其反，因為屈曲姿勢會造成脊椎更大的負荷，而非減少，你也可以因此理解，為何椎管狹窄的病患經常會對該遵循什麼方法而感到困惑。我們會給他們脊椎伸張練習，以及矯正間歇行走計畫，再加上那不可妥協的「核心大三」運動和脊椎衛生方法。

　　至關重要的是，恢復並保留在最輕微症狀下行走的能力。試試看先前坐骨神經痛段落中所提到的在公園行走，加上使用板凳的相同技巧。請將公園板凳減壓伸展與「爬牆運動」整合入你的行走，以累積可觀時間的無痛步伐。

圓上背（脊椎後凸〔Kyphosis〕）：
提升活動度以及矯正弧度

　　有好幾個症候群都與圓上背——也稱為胸椎過度後凸（Thoracic hyper-kyphosis）有關。此病症常見於老化的人們，其他較容易有脊椎後凸的族群，包括了前休閒跑者，和習慣性姿勢不良的年輕人，這通常與長時間使用手機，以及坐在電腦前或是坐著滑平板太久有關。這個姿勢性症候群，會導致背部肌肉過度活化，造成痙攣，也會犧牲舉手過頭施力時，肩關節動作的效率，並影響像是投擲和游泳等相關活動的動作。這裡介紹一個很棒的基礎伸展來矯正這個症候群，以及相關的背部與肩部疼痛，此時你將需要一位幫手。

　　如同我們所有的方法，若你感到這樣會讓疼痛加劇，就立刻停止。當你練熟了之後，可能可以用一張椅子自行操作。

　　每天反覆的練習，將幫助恢復你上背脊椎的自然長度，有助於減緩任何與脊椎後凸相關的疼痛。

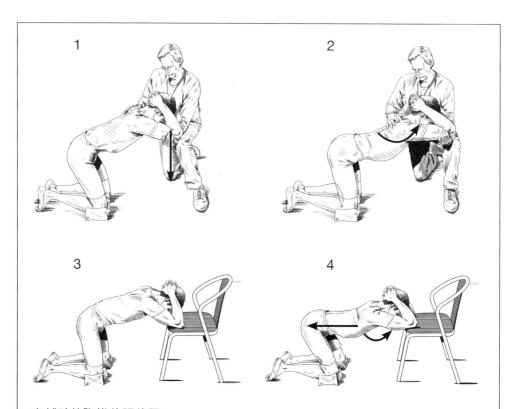

有輔助的胸椎伸張伸展

（1）開始時呈跪姿並將手肘放在醫師（或助手）的大腿上，雙手交扣放在頭後方，專注於胸椎伸展。停留在這個姿勢，並且確保沒有引起任何疼痛。接下來透過手肘用力往下，施加約5磅（2公斤多）的力道到助手身上，持續用力約10秒鐘。（2）然後放鬆，此時助手會把手肘往前「拉」來伸張胸椎。這可以重複至多三次，只要有「放鬆感」且胸椎有明顯（和無痛）的伸張即可。

（3）當你熟悉之後，可以運用椅子達到類似技巧。（4）用力10秒之後，與靠助手將手肘往前拉不同的是，將臀部往後朝腳跟推，以產生胸椎伸張的效果。

中背痛與「誇張挺胸」模式

中背痛通常與過度用脊椎中段處當作「鉸鍊」有關，意思是這類型的病患，經常用胸廓底部附近的脊椎，當作動作與前屈的集中點。總是擺出誇張挺胸姿勢的人（在我的實驗室或診所，我們稱他們為「用胸部看牌的玩家」〔chest pokers〕），經常會抱怨有中背痛。**這類疼痛僅僅是因為過度使用這段脊椎而產生的症狀，通常能透過矯正迫使中段脊椎過度疲勞的習慣姿勢與動作，來輕易的減緩。**

要怎麼知道是「誇張挺胸」在導致你的背痛呢？回想一下第二部中檢驗你如何「把身體坐直」的診斷運動。若你發現，試著從駝背到挺直姿勢的過程中，你主要只靠抬起胸廓，那你就很可能是會誇張挺胸的人（回去看第六章）。若這聽起來跟你很像，也許做這個運動會對你有幫助，我稱之為「The Lewit」，取自於著名的捷克神經學家 Dr. Karel Lewit，因為是經由他的想法所得到的啟發。這是個進階的矯正運動，設計來在中背部疼痛時減少動作。

The Lewit：初學者也許會希望有位技術純熟的醫師來帶你做這個運動，但記得把這本書帶去，因為醫師不一定熟悉這個矯正技巧，我們的目標是對齊脊椎，避免將胸口往下拉而造成應力。就像屈腿躺在地板上的姿勢，仰躺腳抬離地面，膝關節彎曲90度，接下來將薦椎或尾椎骨像蹺蹺板般溫和地來回晃動，讓脊椎舒適的進入中立姿勢，雙手平放手掌朝下，若你不確定脊椎是否呈中立姿勢，可以將雙手放在下背下方。正常呼吸，記下你正常吸氣與吐氣的肺部容積，這稱為「潮式呼吸」，有高潮，也有正常呼氣結束時的低潮，這個運動從低潮開始。噘起嘴唇，像是含著吸管吹氣，我們要增加呼氣氣流的阻力，再來用力將空氣由噘起的嘴唇吹出，試著把肺部裡所有空氣都吹出來。做得正確的話，這個運動能活化腹壁並

將胸部往下拉，如此一來，這個技巧就能教會你抵抗「誇張挺胸」的策略。重複約3到4個循環，先警告你，這是個滿有挑戰性的運動。

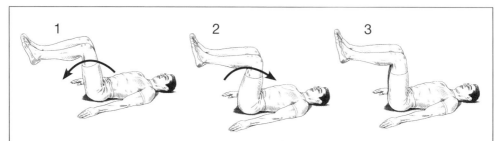

「The Lewit」準備姿勢：仰躺並將膝關節和髖關節彎曲90度（左圖與中圖）。將注意力集中在把骨盆以「蹺蹺板」的方式（1）往後移動（2）和往前移動（3）以找出「甜蜜點」，或説是無痛的腰椎姿勢。在腰椎與地板之間應該要有個空隙，有些人也許會覺得將手掌朝下放在腰椎下方會有幫助。

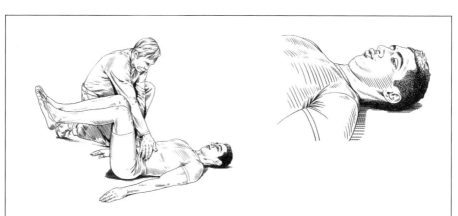

「The Lewit」：在呼吸循環的低潮點開始用力。嘟起嘴唇形成一個小孔，以在將肺部所有空氣呼出時增加阻力。

脊椎側彎

關於脊椎側彎，醫師或是病患最常問我的問題就是：運動能矯正或是改善脊椎側彎嗎？此外，他們想知道對於解決脊椎側彎相關疼痛，有沒有永久的「治癒」方法？這兩個問題的答案，在某些案例來說是有的。有幾個理論是關於為何與如何有些脊椎會變成側彎，其中有一個理論認為，在青春期成長階段（青少年時期），脊椎生長不對稱而往側面彎曲，可能也會有些許扭轉，由於某些原因，通常可以發現在弧度凹側與凸側的骨質密度與硬度都有顯著的差異，外科醫師會告訴你，脊椎側彎的椎體有一側感覺比較軟，而我發現，通常肋關節，甚至肋骨也會有不對稱的現象。某種程度上，這是個雞生蛋或蛋生雞的問題，我們無法確定是肋骨受損導致了脊椎側彎，或者是脊椎側彎本身導致了肋骨問題。這些解剖結構上的特性，到底是不正常弧度的原因還是結果仍無從得知。

許多脊椎側彎的病患都有一個重要的特性，就是胸腔與腹腔內臟不對稱，比如說，在弧度凹側的肺臟通常比較小，因此容積量也比較小。雖然這些變異會使得治療策略更難制定，但你或許可以利用這些特性，轉變成執行矯正運動時的優勢。

根本問題在於，這個弧度本身可以透過運動來矯正嗎？有個判斷弧度是否能逆轉的方式，就是對背部施加溫和的牽引（脊椎伸張）——我們首選的技巧是讓病患掛吊在伸手可及的單槓上。如果觀察後我們判斷這個姿勢能夠減輕彎曲的嚴重程度，就有可能透過矯正運動的協助，來改善脊椎側彎。

脊椎側彎運動

脊椎側彎運動，必須針對特定缺陷機制來矯正，若脊椎側彎沒有和明顯的身體不對稱相關，Schroth 方法對我很多的患者都很有幫助。這個

手法是以主動伸展與呼吸，將凹（向內彎曲）側的脊椎打開為基礎。我建議找本Christa Lehnert-Schroth所寫的《*Three-Dimensional Treatment for Scoliosis*》來看。

　　脊椎側彎也許會有明顯的不對稱，像是長短腿，骨盆會往外朝腿較短的那一側向下傾斜，用一系列踮腳尖的增加高度矯正，有時候會有幫助，這必須找有經驗的醫師協助。

跛行

　　跛行的病患經常會誤以為他們的症狀是因為椎管狹窄，然而跛行是周邊動脈疾病所造成的，換句話說，就是動脈的血流減少。與椎管狹窄類似，跛行也會導致行走困難——走的距離越遠越困難，上樓梯通常會更快引發症狀。動脈粥樣硬化斑塊的累積，會造成動脈狹窄，減少腿部工作肌群的氧氣供應，導致腿部疼痛。跛行的治療方式與椎管狹窄類似，就是用能夠承受的間歇時間來訓練行走，不過與椎管狹窄不同的是，我不知道在行走之前，有任何能提升耐受度的預備活動，基本上，就是行走到中度疼痛後停止，這是極少數我們會允許病患運動到疼痛的狀況，病患坐著直到疼痛症狀緩解後，再繼續行走。有些心臟學會制定了間歇行走的目標，每週3到5次，累積到60分鐘，請與你的醫師商討怎麼做最適合你。

膝關節或是髖關節置換手術的患者

　　對這些患者而言，要移動到地面做運動是很困難的，正因如此，脊椎以及核心穩定性，對於支持這些受損的關節來說更是重要。我們需要發揮創意，讓這些病患站著做「核心大三」穩定運動，比如說，你可以把手撐在桌面或是廚房檯面來執行站立版鳥狗式。（回想一下第十一章站姿鳥狗

式的圖示）。靠牆平板式，以及轉身變換成靠牆側橋，可能是一開始進行時較適合的方式，且由於每個人的能力不盡相同，尋求有經驗的醫師協助可能會有幫助。

年長者

以上許多狀況在年長者身上較為常見（比如說椎管狹窄、跛行、脊椎後凸等等）。人的一生中，背痛的好發期通常是在22到55歲之間，好消息是，刺痛類型的椎間盤性疼痛，通常會隨著年齡增長而逐漸消失。然而，關節炎類型的背痛風險也隨之提高，這表示針對脊椎後凸以及椎管狹窄的建議較為合適。這裡還有幾個特性和建議，是針對背痛的年長者。

骨質疏鬆是指椎體中礦物質流失的病況，這會讓脊椎變得更加脆弱，並且在跌倒或是抬起重物時更容易骨折。避免跌倒是個重要的議題，包含了維持平衡，以及遭遇絆倒時能迅速回復避免摔倒的能力。例如簡單的單腳站立、變換方向的舞蹈等運動、以及維持足夠的髖部肌力，對於在遭遇絆倒時，能快速的將腳踩在身體前方回復平衡來說是很重要的。

另一個事實是，許多人發現，肩膀與髖部的球窩關節在過了50歲之後會開始退化。顯而易見的，這會讓把重量推高過頭，以及蹲的很低變得更加困難。我們的目標是這些動作每天只做1到2個反覆次數，恰好能維持動作能力，而不會引發疼痛症狀。

這裡有個運動計畫建議，已經讓許多有智慧的年長者都能夠成功的抗老化。

1. 將「保護關節」的動作工具（深蹲、弓步蹲、抗扭轉）融入日常活動之中。
2. 每天早起完成日常瑣事。

3. 每天行走2次。

4. 每週做2次肌力訓練。

5. 每週做2次不同類型的運動（單車、游泳等）。

6. 每週3次針對需要的區域進行活動度訓練。

7. 睡好睡飽，減少酒精攝取。

過重的病患

如果你是這種類型，你應該已經聽膩醫生建議你瘦下來了，不幸的是，電視上的瘦身實境秀節目與現實相距甚遠，就算成功的節目也是如此。**對於你的背部，現實狀況是，健康的體重對於消除或減少疼痛會有巨大的幫助。**有著體重問題的你，因為過往多次瘦身失敗的經驗，可能因而認定失敗是必然結果，若要成功瘦身，需要一個強力的支持系統來幫助你遵守醫生給予的運動處方。話雖如此，成功的首要也是最重要的關鍵，在於你是否有能力抑制過度進食，並且做出更好的飲食選擇。

一旦體重減輕，接下來就要用好的姿勢執行簡單的運動進程（矯正的行走、以及簡單基礎程度的保護脊椎訓練）。雖然目前體重過重的病患也可以從本書收錄的運動計畫開始，但是配合專注減輕體重，將會有更大的成功。

有趣的是，我找不到體重非常重的人身上有脊椎不穩定的問題，他們的腰部有著天然的穩定性。所以對於這些病患，我們會更專注在運用先前提過的動作模式來提升耐力和肌力，這麼一來，就不會去強調訓練穩定性的運動，比如說「核心大三」、單腳站立的運動、以及伸展。

第十五章

背痛的解方
個案研討以及運動計畫範本

背痛的解方
個案研討以及運動計畫範本

要記得，雖然多數讀者都能從此書第三部的核心運動計劃中獲得益處，但這並非「一體適用」的復原計畫，這個計畫必須要加以修改與調整，針對每個人的限制，以避開個人的疼痛開關。很少有人能剛好完全符合某種背痛類型，事實上，有些讀者的背痛會橫跨多種類型。建議你細讀以下的個案研討，從中獲取一些啟發，這也許能幫助你更了解自己的獨特症狀，以及獲得減輕你的疼痛的進一步建議。這麼做應該能幫助你，就自我評估中發現的背痛特性，到你獨特狀況的最佳解方應用，來「微調」連結。

「常見的復原經驗」看起來會像這樣：

- 有意識的注意避免疼痛開關。
- 將「核心大三」融入每天的安排，而且越做越駕輕就熟。一點一滴的進步，曾經會導致背痛的動作變成無痛了。
- 隨著無痛範圍的增廣，加入更多的運動。到了這個復原階段，經常有人會有點過分熱血，想要增加新的活動，卻發現隔天背痛又復發了。雖然持續增廣活動能力有其重要性，但是太快太多可能會欲速則不達。觀察這些時刻，當作是寶貴的學習經驗吧。
- 進展到這個階段，現在你更了解自己目前的能力限制了。
- 如果沒有持續進步，你應該退階到較低的挑戰，一個之前能順利操作的強度。這一次你將發現會更快的恢復無痛動作能力，而不用從頭開始。
- 這些偶爾的小退步可能會重複個幾次，直到你終於進步到完全無痛為止。

每個案例研討都將分成3個部分呈現：

1. 他／她／他們的狀況
2. 不該做什麼
3. 該做什麼

大部分的早晨，麥特的背部都又緊又痛

他的狀況

每天早上麥特一起床，就會感覺背部緊繃到連穿襪子都像是一場噩夢。像麥特這種狀況，一般會收到什麼建議？伸展對吧，他被建議將膝蓋拉近胸口，維持這個姿勢直到緊繃緩解。如果你也是這麼做的話，**趕快停止！立刻停止！**就如同麥特，你們透過肌肉伸展反射的機制，可能會得到大約15分鐘的暫時性舒緩，不過這樣的伸展，將會讓你之後每天都一樣的持續緊繃。

不該做什麼

麥特不應該伸展，不要睡在沙發床或是過於柔軟的床墊上，這會讓軀幹陷入而導致脊椎彎曲，睡覺時也不要將枕頭墊在膝蓋下面。

該做什麼

麥特時常出差工作，他發現睡在某些床上，早上起來時居然神奇的不會背痛。你也發生過這樣的狀況嗎？若是如此，你與麥特都應該檢查一下你們的床墊。

最適合你的床墊，取決於你脊椎的形狀。通常你的腰椎前凸（凹陷弧度）較多、臀部較翹，或是弧線較大時，比較容易有床墊引起的背痛。對

你來說，平躺在床上是個問題。你身體的形狀強迫你的脊椎像是橋的中段一樣，沒有支撐的在空中懸浮，因此，腰椎往床墊貼平時會被強迫屈曲，導致疼痛與緊繃。對於這類體型的人，我會建議**不要**睡在沙發床上，能讓臀部下陷的床墊通常有幫助，選一個硬的床墊，上面再墊一層高品質的海綿墊，應該可以提供理想的支撐和緩衝組合。我也跟同事合作設計了一款支撐背部的睡墊，上www.backfitpro.com網站就能找到「麥基爾睡墊」，這個支撐睡墊可以透過手動幫浦來調整，以減緩應力與疼痛，適用於各種床墊及脊椎形狀。

把枕頭墊在膝蓋下方時，會導致腰椎更加平貼床墊，這確實會是個問題。話雖如此，側睡的人將枕頭夾在雙膝之間，可能會感覺到髖部的張力減緩，「花生形狀」的枕頭就很適合這個目的。

起床後，盡可能的避免脊椎屈曲。要這麼做的最好方法，就是早上坐下來喝咖啡前，只穿拖鞋去走一走，還可以做幾次貓駝式讓背部動一動，不過要避免做到動作幅度的極限，早上晚一點再練習核心大三運動，一整天下來可以多走幾次路。

慢慢增加反覆次數／組數，如果還是受到疼痛影響，請把運動降階，別為了追求更快的進步速度而操之過急。考慮看看用較短的間隔，只做較少部份的運動，把組數拆開來，剩下的部分當天晚一點再做，永遠要保持在你的疼痛耐受度之內。

一整天下來，潘米拉的疼痛逐步加劇

她的狀況

潘米拉自己創業。她是位自雇工作者，在家工作並且要應付忙碌的行程，包括帶小孩、擔任義工、以及為了自己第一次的半程馬拉松做訓練。潘米拉每天早上起床時幾乎不會痛，也沒什麼背部問題，事實上，早上是

她一天之中最舒服的時候，不過，隨著繁忙的事務不斷堆疊，背痛也逐漸加劇。這代表著在潘米拉脊椎上累積的負荷，已經超出了她的疼痛耐受度，這聽起來是否似曾相似？

不該做什麼

不管你在做什麼，都不要再繼續了。解決潘米拉和可能是你的狀況的關鍵，就是摒除造成疼痛的動作、姿勢、與負荷，這些都會累積並且導致疼痛，而且越演越烈。你和潘米拉也必須加入更多讓脊椎無負荷的休息，來縮短每一個會造成疼痛的動作時間。

該做什麼

首先，確保你的症狀在遵循良好的脊椎衛生下，已經開始緩和，這也表示融入了保護脊椎的動作，而且加入了更多的休息時間。一般來說，只要幾天，你和潘米拉應該就能感覺到症狀減緩。這時，就能開始之前提到的基礎脊椎復健計畫，這將能建構出更高的無痛生活能力。

艾莉莎是典型的Ａ型性格（有衝勁並且熱血運動的人）

她的狀況

像艾莉莎這種性格，也就是典型Ａ型性格的人，如果給每組10下反覆次數的運動計畫，她幾乎每次都會做更多，也許做到20下。她堅信練越多總是更好，認為自己能用更加努力來戰勝疼痛。不幸的是，就是這樣的做法讓艾莉莎持續疼痛，聽起來是不是很像你認識的某些人？

不該做什麼

繼續相信疼痛可以用「運動」解決，以為練越多越好。

該做什麼

　　遇到這種典型的Ａ型性格，我喜歡玩這個遊戲：我會要求艾莉莎假裝她今天已經接受了一個治好背痛的手術——明天她將開始術後恢復。術後恢復的意思就是休息，如此一來，就能確保這個計畫可以移除所有的負荷，讓過度承受壓力而疼痛的身體部位能夠休息。就像我前面說過的，剛動完手術時通常會覺得有效，單純是因為迫使病患只能休息，症狀的緩解明顯證明了這個方法的成效。

　　通常像艾麗莎這樣的病患，都擔心會失去他們的體能，所以會持續過度使用他們的背部。這些人每天都會健身一個小時以上，你懂這類型的人的。所以，如果你是愛麗莎而且充滿求勝心，試試這個「虛擬手術」遊戲，如此一來，就有機會獲得勝利！

Ｂ型性格的布萊德（他不喜歡運動）

他的狀況

　　布萊德55歲，做著同樣的會計工作已經15年了，他一整天都坐在他的辦公桌前，下班後開車回家、吃晚餐，接著晚上大部分時間都抱著他的筆電坐在沙發上。布萊德和他的Ｂ型性格，跟Ａ型性格的愛麗莎行為完全相反。像布萊德這樣Ｂ型性格的人，患有像是糖尿病、肥胖症、和／或肌肉虛弱等多重健康問題，可說是稀疏平常。他們不喜歡活動，喜歡享受美食，以及半仰躺在沙發上看電視，如果要布萊德做一組10下反覆次數的運動計畫，你可以打賭他會做3下就停下來。布萊德和所有Ｂ型性格的人，都需要靠動機才能推動他們，從而享有無痛生活。布萊德會找一個又一個的藉口，而且寧願花更多力氣來抱怨，也不願真正開始改善他的身體狀況。

不該做什麼

如果你是布萊德，不要再我行我素了，如果你沒有準備好要行動，就停止抱怨疼痛。不要再找藉口了，在辦公室時，有機會就到處走走，或是午餐休息時間去散步的話，就不會花那麼多時間坐著工作；可以帶狗去散步的話，就不會花那麼多時間坐在沙發上。計畫一下如何在能承受的間隔下，做些其它的活動。

該做什麼

這聽起來也許有點殘酷，但直白的事實就是，布萊德會疼痛是他「活該」——這是他自己造成的。當面臨到需要處理他的疼痛時，他是有選擇的——他可以逃避運動，過著每天24小時疼痛、靜態、悽慘的生活，或是他可以採取行動，每天至少花1個小時訓練，來幫助改善另外23個小時的生活。

當我面對布萊德這類病患時，我會讓他們自己做選擇。如果他們選擇幫助自己，我會100%投入來幫助他們；如果他們不願意幫助自己，我會表明那我也無能為力——但我會讓他們知道，如果他們改變想法，還是可以來找我。有些人會繼續尋找能提供他們簡單「根治」背痛方法的「大師」——但他們幾乎總是持續疼痛、衰弱，且無法享有無痛活動的能力。

大衛——開車開得越久，他就越感覺到疼痛

他的狀況

大衛是個職業卡車司機，他最近發現背部與腿部疼痛加劇的程度，與他開車的時間成正比，他的疼痛也許和缺血（血液供給阻塞）以及背部問題都有關係。試圖鑑別這兩個問題時，請記得：一旦下車後，缺血的疼痛就會緩解，但背痛卻會持續。

不該做什麼

　　對於卡車或計程車司機，或是任何需要長時間駕駛的人，不要把你的錢包或是其他東西放在褲子後面的口袋；不要穿太緊繃或是會限制活動的服裝；不要穿高跟鞋，因為這些將會讓你在行走時加重背部的疼痛。最重要的是，不要持續開車太長的時間，卻沒有定時休息與伸展。

該做什麼

　　進行這本書的基礎背部體能計畫，並調整椅座來支撐脊椎的中立姿勢通常會有幫助。可以稍微後傾來增加椅墊與椅背之間的角度，這樣能減少脊椎的屈曲壓力，並放鬆髖部的組織。大衛也許會想用腰椎靠墊／軟墊來減緩背部應力（一條捲起的毛巾就有用了，不過可調整的「Lumbair」〔www.backfitpro.com〕效果最好），也應該每開一段時間就休息；下車並練習站姿的麥吉爾伸展（見第八章），上車前最好先快走一下。

珮妮感覺到的大部分疼痛，來自於她的臀部以及大腿後側。她是位被誤診為「梨狀肌症候群」的患者

她的狀況

　　佩妮可以很具體的描述她的疼痛路徑，從髖關節到大腿—骨盆交界，深深穿越臀部後側，往下直到大腿後方的大腿骨，再往下一路到她的腳趾。這個症狀有時候會被誤診為「梨狀肌症候群」，不過事實上梨狀肌症候群非常罕見，這樣的疼痛幾乎總是來自於腰椎神經根受到刺激，回想一下坐骨神經痛的章節。如果感覺是大姆趾疼痛，第五腰椎神經根就是產生問題的節段；若是其他腳趾疼痛，則問題會指向第四節腰椎。佩尼應該檢查臀大肌是否有肌肉無力（請見自我評估的章節）的現象，應該也感覺到

她的腿後肌群很緊繃，她花了一段時間嘗試伸展大腿後側，卻還是無法放鬆肌肉的張力。

不該做什麼

不該繼續伸展髖關節和腿後肌群（和坐骨神經），因為神經性疼痛是無法透過伸展緩解的——這麼做只會增加神經的敏感度！

該做什麼

用保護脊椎的方法移動，這樣將會卸除腰椎關節所受到的壓力，這表示整天都要維持良好的脊椎衛生，等到疼痛開關移除後，疼痛敏感度就會降低。如果神經擠壓與椎間盤有關，坐著時使用腰椎靠墊通常會有幫助，還要常休息（運用第八章的麥基爾站姿伸展，將長時間久坐拆成多個時段）。要根據耐受度間歇系統來建立你的行走計畫，調整頭部與頸部的姿勢，對於減少神經擠壓也是重要的因素。若你發現趴在地上用拳頭支撐下巴的姿勢有幫助，就每天做這個姿勢，開始行走前先做這個姿勢會特別有效，神經鬆動術可能也會有所幫助（見第十四章）。

彼得發現運動的刺激，會讓他的臀部和大腿前側產生疼痛

他的狀況

彼得和佩妮類似，只是彼得的疼痛是往下落在大腿前側。彼得熱愛踢足球，但是踢球或是會讓脊椎承受負荷的活動（比如說露營時搬運堆疊木料），都會使他的疼痛倍增。如果疼痛比較偏向內側（沿著大腿內側往下延伸），彼得應該去做髖關節的檢查，因為這是可能的罪魁禍首。除此之外，大腿前方疼痛，可能是由於腰椎第三節或更高節段的腰椎關節病灶所造成的（這通常表示，是股骨神經根夾擠及疼痛）。

不該做什麼

彼得應該要停止用品質不良的動作，以及太多會讓脊椎承受負荷的活動來刺激髖關節和脊椎，不幸的是，這表示彼得至少暫時得少踢些足球了。透過矯正動作，他將逐漸重新建立起他對這類運動的疼痛耐受力。

該做什麼

對於像彼得這樣的病患，趴著然後彎曲膝關節通常會讓疼痛加劇。若你發現自己的狀況確實如此，就遵循上一個範例裡大腿後側疼痛病患的一般計畫。如果髖關節是主要產生疼痛的地方，你將需要找到不多也不少的最適活動劑量，這會將疼痛減到最低。另外，也要嘗試本書前面章節介紹過的髖關節治療運動計畫。

卡麥倫與他的電腦工作（他是坐式工作者）

他的狀況

卡麥倫是位35歲的辦公室工作者，每天都要坐在電腦前面8到10個小時，習慣駝背坐姿，不過當卡麥倫坐得直挺時就不會疼痛了。透過自我觀察，卡麥倫可以正確的指出，他背部的椎間盤就是問題的成因，他疼痛的脊椎節段為何，很容易就能辨識出來，而「麥肯基姿勢」（McKenzie posture，靜靜地趴在地上），會讓疼痛消失。他疼痛的位置在下背，靠近薦髂關節附近（脊椎最低點兩側的凹窩），有時候也會感覺到大腿後側的瞬間刺痛。長時間久坐的工作結束後，他喜歡躺在沙發上看電視，或是坐在懶人椅上打電動，請他蹲下時，卡麥倫會自然而然的彎曲他的膝關節和脊椎。他的髖屈肌群相當緊繃，核心耐力糟糕無比，也無法喚醒臀部肌群用力。

不該做什麼

　　不論在家或是工作，卡麥倫都必須停止長時間久坐。他必須停止一廂情願的**期待**被動療法是解決問題的答案，等到他把矯正運動融入他的日常計畫，並且選擇不被坐式生活所操控，才能打破這個疼痛循環。

該做什麼

　　卡麥倫必須定時離開他的椅子，以及運用麥吉爾伸展（前面章節曾提到過）。在辦公室的時候，他坐著時應該要使用腰椎靠墊，並且利用午餐休息時間快走一下，還要練習「核心大三」運動和跨步蹲（見第十二章），來減低髖屈肌群的張力以及減緩疼痛。除此之外，卡麥倫必須要用更多、更好、精挑細選的活動來改善他的健康，言盡於此。

歌劇演唱家奧克塔維多──當背痛危及你的職業

他的狀況

　　奧克塔維多的腰椎椎間盤無法承受屈曲，需要更多的軀幹剛性和穩定才能控制他的疼痛。透過肌力訓練，他成功製造出足夠的剛性來控制疼痛，不過這份剛性會放射延伸到他的肩膀與頸部，抑制了他的呼吸以及發聲力道。事實上，他從肌力訓練中所學到的閉氣模式，會造成他的橫膈膜打開食道括約肌（控制胃部開口的肌肉），這導致了夜間的胃酸逆流，更進一步讓他的聲音受損。

不應該做的

　　奧克塔維多應該停止重量訓練，以及他那誇張的呼吸方式。他也必須停止過度繃緊他的腹部肌群，就適切的穩固核心而言，他努力過頭了。

應該做的

　　過度穩固腹部與軀幹肌群會導致數種疾病，而過度啟動橫隔膜會影響胃功能，也會影響呼吸效率，剛性與穩固必須依照個別狀況來微調──所有人都適用的「正確方式」並不存在。奧克塔維多必須學習在建立下部軀幹剛性的同時，放鬆上部軀幹，這表示調整腹壁穩固時，要能在每次呼吸時放鬆胸腔。要透過不斷重複的練習，將這些模式深根蒂固的融入訓練與日常活動，側橋式的時候深呼吸，會對奧克塔維有所幫助。

蘿莉塔對她的身體姿勢及動作沒有任何自覺

她的狀況

　　蘿莉塔跟許多我觀察到的人類似。雖然她已經33歲了，卻從未真正試著認識自己的身體，也從未意識到她那懶散的姿勢、或沒有效率的身體動作。人與人之間對於身體自覺程度的差異之大，至今仍然讓我感到訝異，我無從得知，這是否是一種「現代」特有的狀況，畢竟人們越來越不需要憑藉他們的動作效率來生存了。不用幾個世紀之前，我懷疑這些人會直接被人類基因庫所淘汰，因為他們會不時遭遇到身體危害，且沒有覓食能力。剛開始教這些人穩固腹壁來建立軀幹剛性時，若我說「繃緊你的腹部，就像有人要打你的肚子一樣」，他們會回說「那我要怎麼做？」，我一定是走錯教室了吧！

不該做什麼

　　像蘿莉塔和其他跟她類似的人，需要停止忽視自己的身體。就像所有高性能的機械一樣，要達到巔峰表現，有正確也有錯誤的方式。蘿莉塔得改掉她那懶散的姿勢，以及不用心的動作方式。

該做什麼

　　針對像蘿莉塔這樣的人，我會先教身體動作的基礎，請她握住我的手然後用力握緊，不能有任何動作，只能增加力量與剛性。逐漸的，我們讓身體各部位用力來對抗不動的物體，這會建立「近端剛性」，讓肩膀與髖部產生有效率的動作以及力量。接下來我們練習軀幹剛性，以及微調「腹壁穩固」，我們先從簡單的動作，像是「髖鉸鍊」，還有前面章節提到過的動作模式開始，也許還會運用一些之前介紹過的漸進式動作教學技巧。當蘿莉塔開始對自己的動作策略有所覺察時，她才更能運用這種覺察方式來解決疼痛的動作。

沙米娜和沙迪都是椎管狹窄的病患

她們的狀況

　　沙米娜和沙迪的背痛導致她們都採取駝背的姿勢，她們發現走路和運動通常都十分痛苦，而且疼痛經常會放射後往下延伸到腿部。雖然兩位女士都有椎管狹窄，但導致她們疼痛的直接原因卻有所不同，要記得，椎管狹窄的診斷，表示是神經管變狹窄而夾擠到神經。像沙迪的狀況，壓迫的來源可能是凸出的椎間盤；沙米娜的狀況，則可能是關節炎，或是其他疾病，包括小面關節囊或韌帶肥大，或是解剖結構上的異常。因為椎管狹窄有多種不同的原因，針對每個案例，我們將提出個別對應的預防以及復健計畫。

不該做什麼以及該做什麼

沙米娜的狀況——關節炎的椎管狹窄

　　76歲的沙米娜是個完美的範例。她的椎管狹窄類型通常好發於年長者，關節炎導致骨質增生，佔據了神經根經過的空間，或是過去椎體或椎間盤可能受過傷而使得椎間盤扁掉。沙米娜的行走能力經常受限在極短的距離，然而行走卻是對於整體與脊椎健康的重要關鍵，此外，像是整天前屈而不是用髖絞鏈的不良動作模式，更進一步讓她的背部更加敏感，使得疼痛敏感度雪上加霜。就如同所有的背部狀況一樣，顯然維持脊椎衛生對此是恰當的作法，沙米娜應該練習矯正行走模式來減低任何疼痛，並嘗試不同的手臂擺動模式（見第八章）。一般來說，她應該要有目標的快走，但要在症狀浮現之前就停下來，行走之後，她應該接著健康的放鬆姿勢，像是之前提過的「爬牆運動」。如果這樣能減緩症狀，接下來就用這個方法在有板凳的公園走一走，每次只走幾分鐘，再利用板凳練習這個方法。接下來，不斷重複這個運動，直到能成功完成一次無痛的行走，很快的，大多數的案例，都能再次讓行走成為可承受的運動。

沙迪的案例——椎間盤突出的椎管狹窄

　　沙迪48歲，在造成椎管狹窄上，她扮演了更直接的角色。回想一下，局部椎間盤突出是特定動作所導致的結果，沙迪第一步該做的，就是移除那些會產生椎間盤突出的不良動作模式，如此一來，很有可能會重新吸收而變回健康的椎間盤——回顧一下自我評估的章節。在策略性的時間點，也許也可以運用「椎間盤矯正」姿勢，比如說，假如沙迪知道當她平躺在床上時，會感覺到椎間盤突出所導致的放射性疼痛症狀，她應該先試試看趴著幾分鐘。但請注意，這樣做，對關節炎的脊椎是沒有效的，沙迪

需要找出減少椎間盤突出的姿勢、考慮看看神經鬆動練習，並採用第十四章介紹過的方法。

扁掉椎間盤的椎管狹窄

一般來說，儘量減少脊椎動作，是舒緩這類疼痛最好的方式。取而代之的是，讓你的所有動作都以髖關節為主，並採用第七與第八章介紹的動作工具。

弔詭的疼痛個案

有些「弔詭」的病患會被用「精神有問題」來打發。如果你曾尋求醫療系統的協助卻未能改善；而且更糟的是，這讓你覺得「失敗」都是你的錯，這裡有些故事你可能會覺得心有戚戚焉。我將這些個案寫在一起，就不按照之前的格式了。

我見過太多的病患被放棄，被貼上像是「怪咖」、「不聽話」的標籤，或是最常聽見的「你的疼痛是你腦袋的心理作用」。

這極其不幸，而且通常是由於醫療專業不足與診斷技巧太差所造成。雖然多數人的脊椎疼痛可以很簡單就處理好，但有些人的狀況會相當複雜。比如說，曾經有位背痛病患被轉診來找我，但她一直抱怨「跨下痛」（她是這麼說的），而且她行走非常的困難，特別是上樓梯時。我們的檢查發現，她在一場車禍時所受到的創傷性傷害，導致她儲存在脊髓損傷節段的動作記憶印跡（或稱「肌肉記憶」）被刪除了，這從 X 光片上是看不到的，所以她被當成精神病。她得「想著」要再次行走，重新教會自己行走模式，並且專心覺察的重複練習，如此才會再次的刻印，成為自然的動作模式。找回正常的動作後，她的背痛就逐漸消失了，那位說她是「神經病」的傲慢醫生，覺得我們的成功只是「運氣好」。

我的職業生涯裡曾經遇過 4 位患有「肌肉共振」的病者，在特定狀況

下用力，比如說前屈或是從椅子上站起時，他們的腹部肌肉就會顫抖並且震盪，震動的頻率被稱為神經共振（大約每秒8到10次循環）。這幾位病患的胸椎第九或第十節都曾有過創傷——這幾個節段的神經根會支配腹部肌肉，特別是腹直肌。這幾位都是相當棘手的個案，本書描述的一般方法對其中兩位有用——但另外兩位卻未能得到改善，不過，這幾位被醫療體系放棄的患者，我們拯救了50%。

　　有些患者會展現出讓傳統醫療人士感到困惑的「矛盾癥候」，意思是一種症狀表示是某個特定的疾病，但另一種症狀卻表示是相反的結果。比如說，仰躺時抬起一條腿會導致背部和大腿的疼痛，這表示神經根受到刺激，但是頸部前彎抬起頭時疼痛減緩（注意：這通常會增加疼痛），這表示沒有神經張力的問題。這個案例，凸出的椎間盤形成了在神經根「下方的勾」，所以腿部的動作將神經拉向椎間盤突出，而頸部的動作卻將神經拉離椎間盤突出。傳統的評估方式在這裡毫無用武之地，只有根據臨床邏輯的測試來評估，而非用典型的「樣版測試」，才能讓這個機制無所遁形。脊椎衛生練習治癒了這位病患，這聽起來有點瘋狂，也許就是得靠你自己透過這個指引來找出解方，你才可能變得更好。

　　「輕觸痛」（pain allodynia）的個案，示範了非專業人士做的醫療檢查所導致的不公平。輕觸痛的意思，是對疼痛極度敏感，我曾遇到一位病患，甚至無法承受夏天時涼被蓋在他腳指上的重量，有位醫師建議他截肢，另一位醫師則「堅信」這疼痛完全是心理因素。在我們的檢查過程中，我們發現他的腰椎神經被椎間盤突出所卡住，這能透過神經鬆動術與脊椎衛生計畫將其釋放。我們發現，長時間維持脊椎屈曲姿勢時，他的椎間盤突出會變大，伸張姿勢時則會縮小，一旦他弄懂這點後，就可以治好自己了。他現在已經很好了，雙腳都還在，在他的社群團體裡也扮演著重要角色，跟「神經病」差得遠了。

　　經常被醫師放棄的，還有纖維肌痛症（fibromyalgic）的案例。這類

疼痛通常被描述為是「身心俱疲」且「刺痛難耐」，經常發生在髖部和肩膀區域，頭痛與背痛通常也是其中的一部份。我相信這個疼痛是真實的，這與大腦被「重新連線」，而以截然不同的方式感知疼痛有關。疼痛感知與身體動作都是大腦裡的編碼模式，這類型的病患很多都曾遭遇過猛烈的事件而受到創傷，像是車禍或是非常激烈的情緒事件，這會造成大腦即刻重新連結一種模式，從而改變疼痛的產生與感知。教導病患無痛動作，是我們這麼多年來可以產生最好結果的方式，而這是以疼痛的「閘門理論」為基礎。找幾個不會導致疼痛的簡單動作模式，用關節與肌肉的感覺訊號塞滿本體感覺系統，讓疼痛訊號幾乎無法穿越神經「閘門」，這些無痛動作會反覆的將模式編碼寫入大腦，病患的無痛動作種類會慢慢增加，直到他們能夠好好的移動，並且能夠長時間持續，最後，他們就成功將無痛動作模式接上大腦，來取代引發疼痛的模式了。

　　以上全部的個案研討，再加上好幾百個，都曾經諮詢過「脊椎專家」，而所有這些病患都未能找出真正的原因，病情也未能減緩。他們被迫覺得疼痛困境都是自己的錯，或是心理和情緒太過虛弱，但你知道，這是因為他們並沒有見到真的專家。閱讀此書到這個階段，你已經是位背痛修復專家，也是感知自身疼痛、了解原因，並且能找出有效策略來減緩疼痛的專家了。

　　你可以在我的另一本書《Ultimate Back Fitness and Performance》找到更多運動員相關的「個案研討」。

第十六章

與背痛修復專家的問與答

性愛，選擇床墊，和其他你不敢問的事情

與背痛修復專家的問與答
性愛，選擇床墊，和其他你不敢問的事情

　　有些日子，我一醒來就會收到好幾百封來自醫師、病患和運動員尋求建議的郵件，我整合了一些最有趣，或最常被問到的問題在這最後一個章節。部分內容可能有重複、部分是新的、部分則提供了稍微不一樣的觀點，但所有在這裡分享的內容，是希望能提供更全面的答案。我的解答也只專注在與脊椎相關的部分，而不在較廣泛的其他因素。

　　讀到這裡你應該對這個概念有所領悟了，就是沒有人會為你把你的疼痛「修好」——你必須主動參與治療過程。為你的獨特個案蒐集所有相關細節，將帶給你能活出最棒人生的工具，徹底從背痛中解放。實務上，有些背部損傷需要好幾年才能讓受損的組織修復，但閱讀完此書之後，你會有技術能處理好損傷到沒有明顯症狀的程度，也能再次亨受人生了！

在我工作場所的人體工學設計，對我的背痛有幫助嗎？

　　人體工學，是將工作設計成適合工作的人的科學，像是最佳化生產線的設置，避免需要從地板上拾起物件，這樣的調整當然可以保護作業員的背部，對於髖關節有點緊繃的年長作業員來說特別重要。但是像森林伐木、建案施工、或是船上捕漁等工作，要如何達到人體工學的設計呢？簡單直說，沒有辦法。工作的人所能做的，是選擇要用什麼方式來讓身體移動和負重，以保護肌肉和關節。我發展了一個稱為「工作指導」（Job Coaching）的概念，工作指導有兩個部分：透過人體工學的原則最佳化工作設計；再結合指導員工注意動作以避免過度使用的傷害。總結來說，人體工學的工作設計，對治療背痛的影響取決於工作的類型。是的，會有幫助，但成功需要從兩方面著手：工作的設計，以及指導員工用對脊椎友善

的方式移動。

你整天都在說要保持脊椎衛生——這是什麼意思？

　　脊椎衛生的意思是，一整天的所有活動都要保護你的背部。這樣做能夠達成兩件事：個人的無痛時間會更長，而且背部更有容忍以適當運動訓練的能力，從而變得更有耐受力。要檢視每一個任務，千萬別小看這個觀念的重要性，你如何綁鞋帶——屈曲脊椎嗎？許多人坐著，然後前屈去觸碰他們的腳，這個動作原本可以用來當作治療活動的。換個方式，一隻腳踩在椅子或板凳上，直挺身體用弓步蹲的方式前移，保持脊椎在中立姿勢，讓髖部往腳的方向移動以減少手去觸碰的距離（回想一下第八章的圖示）。坐著、前屈、行走、開車等等，都是練習脊椎衛生的好時機，請切記，達到並維持背部健康，是隨時隨地都得做的事情，是種生活方式，對自己的動作有所知覺是極度重要的。

對於旅行你有什麼建議？

　　復原的過程中，旅行可能會帶來幾個絆腳石，包括設計很糟的飛機座椅、陌生的床、每天的例行訓練被擾亂、可能會增加或減少每天的行走量等等，我不知道飛機的座椅為什麼會在腰椎區域設計一個凹槽——這跟腰椎靠墊完全相反。幾年前我們進行了一項研究，針對坐在飛機座椅時脊椎會承受多少應力，但對於為何幾乎所有的飛機座椅都被設計成會傷害背部，我們找不到答案，解決方法就是帶個腰椎靠墊或是小枕頭，參觀網站www.backfitpro.com可以看到這種充氣式的腰椎靠墊，這是設計來減少飛機座椅所導致的應力，還有個明智的技巧，就是定時站起來在走道走一走，刻意誇張的讓腰椎前凸或是背部內凹。當你抵達目的地時，最好先到處走一走再去拿你的行李；等行李時不要一直坐著，晃晃走走，專注在將你的背部恢復正常內凹，這可以幫助你做好準備，在抬起行李時不會受傷

與疼痛。

　　睡在不同的床上，可以是天使的祝福，也可以是魔鬼的詛咒。睡在不熟悉的床上，可以讓有些人實驗看看床墊硬度的改變，是會讓他們在隔天早上更緊繃還是更舒緩。要留意床墊本身的硬度，也要留意床墊上的「軟墊」（pillow top）或緩衝墊的厚度，如果你發現這張床能減輕你的疼痛，把品牌和型號記下來，也許是時候換新你家裡的床墊了。

　　最後別忘了維持例行的核心大三運動，美妙之處在於，這個運動在任何地方都可以練習，可以在飯店房間內做伏地挺身搭配你的穩定例行訓練，短程行走也是能輕易地執行，當然也要注意開會時坐了多久。用上你的腰椎靠墊，常常站起來一下，鼓勵你的會議伙伴一起這樣做——他們也會享受這份舒緩的。

我要怎麼選擇床墊和枕頭？

　　既然我們已經討論了床墊的問題，你的工作就是去找到最適合你的床墊。如果你大多數早晨起床時都會感到緊繃，那就要把你的床墊當成是導致疼痛的原因來好好檢視，這個部份，科學研究可以提供一些指引。與許多的背部問題相同，床墊的選擇也是因人而異，比如說，研究顯示有些文化睡在布團（futon，日式床墊）上也覺得舒服，一般來說，他們因為腰椎前凸較少，而有較平的背部（某些亞洲人脊椎的特徵），其他文化卻覺得布團很不舒服，如同預測，這個族群的腰椎前凸較多（部分歐洲及非洲人的脊椎）。有更多研究則是將身體類型分為有菱有角骨骼突出的族群，對比身材圓潤體重較重的族群，較有曲線的身體比較適合硬的底床上面加上軟墊，讓富有曲線的骨盆以及肩膀能夠陷入軟墊，較厚的軟墊會有幫助；體重較重且曲線較不明顯的人，則適合睡較硬的床。

　　枕頭的選擇取決於主要的睡眠姿勢。趴睡的人可能不想要用枕頭；仰睡的人也許只需要在頸部下方有一點點支撐；對於那些會仰睡側睡換來換

去的人，最好使用特殊枕頭，中段只有少少的填充物（仰睡時需要），兩側加厚讓翻身側睡時也能支撐到頭部。最後，部分仰睡的人會適合之前提過的下背支撐睡墊──「麥吉爾睡墊」（可參考 www.backfitpro.com）。

最好的睡覺姿勢為何？

這沒有絕對的答案，不過指引原則不變──避免會傷害你的姿勢。有些擁有椎間盤問題的病患無法忍受脊椎屈曲，採趴睡姿勢比較好；對於許多患有脊椎關節炎的年長者來說，就不可能這樣睡。偏好仰睡而且會因為腰椎屈曲而受刺激的人，能靠放個小腰墊支撐住腰椎部位而舒緩，這樣能避免腰椎屈曲靠向床墊而變平直。有些人相信用嬰兒姿勢側睡比較舒服，不過當他們進行刺激測試時，卻發現脊椎屈曲是他們的疼痛開關之一！有了這樣的資訊後，他們試著用一些髖屈曲和中立腰椎的方式，如此就能調整他們喜愛的睡眠姿勢，而且能避免引發疼痛開關。有趣的是，仰睡時髖關節疼痛的人，膝蓋下方墊個枕頭會有幫助，但是其他背痛的人發覺，這個方法只會使他們的症狀加劇。

那護背腰帶呢？

你一定在電視上看過運動員穿著護背腰帶，或是工人穿著它搬舉重物，然後好奇你是不是也要來一條。通常人們會使用腰帶，是因為他們想要減緩背痛，或是提升重量訓練的能力，這類「腰帶」在幾年前比較常見，不過隨著科學發展就退了流行。我們實驗室曾負責多項初期研究，非常懷疑許多支持穿戴腰帶的說法，話雖如此，有些狀況下暫時使用腰帶，還是會有所幫助。

以下是幾個支持穿戴護背腰帶的說法：

* 提醒人們用適當的姿勢抬起東西。

- 支撐脊椎負荷的剪力。
- （最低限度）減少腰椎所受的壓力負荷。
- 作用如同軀幹夾板，減少動作幅度，從而減少受傷的風險。
- 提供腰椎區域保暖。
- 透過壓力提升覺察，以增加穩定性的感受。
- 減少肌肉疲勞。
- 提供軀幹剛性，提升運動表現。

　　其中有幾個說法被證實是有效的，但是其他說法經過實驗室的測試後證明並不正確，經過測試，我們能夠對於這些裝備的效性提出幾個結論。腰帶使用的相關科學證據主要來自於工作環境，對於在工作場所穿戴腰帶的效果，回顧研究建議：

- 對於之前背部沒受過傷的人，穿戴腰帶不會增加保護作用。
- 在穿戴腰帶時受傷的人，似乎有受更嚴重傷害的風險。
- 腰帶給人們一種他們能抬得更重的感覺，在許多狀況下可能也真的讓他們舉得更重──腰帶確實能幫助提升抬起的力量。
- 腰帶會增加腹內壓以及血壓，這是好事也是壞事。
- 腰帶會改變有些人抬起東西的方式──可能減少也可能增加脊椎的負荷，取決於個人差異。
- 當習慣穿腰帶的人突然不穿時，會是高受傷風險的階段。這表示長時間穿戴腰帶會產生一些生理上／神經上的改變。

　　決定是否使用腰帶時，應該考慮以下幾點：如果你是個想舉起最大重量的運動員，那就戴上腰帶，透過彈性回彈效應以及增加脊椎剛性，腰帶能幫你多舉起幾磅（或幾公斤）；如果你只是想提升背部健康，而不是試

著要舉起最大重量，那最好不要使用腰帶。

　　話雖如此，有些病患在走路和舉重物時都會感到疼痛，但對骨盆環加壓時能減少疼痛，這時將腰帶穿低一點，掛在骨盆上而非腰部，有時對這類病患會有幫助，這是個在復健運動（比如說核心大三）強化並穩定骨盆環前的權宜之計。

　　對其他人來說，腰帶能暫時幫助你無痛行走和彎曲身體，問題在於，腰帶永遠無法治癒背痛。90年代初期，有幾個政府組織及公司的健康部門要我撰寫關於穿戴腰帶的方針，我所給建議的本質很清楚：把穿戴腰帶當成需要從事勞力工作員工的共同方針是不合理的，然而，如果有員工能從腰帶獲得暫時性的好處，則這項方針的基本要素如下：

1. 對他們的工作做人體工學評估，最佳化設置來保護他們的關節。
2. 他們要參加必修的教育計畫，內容是關於脊椎保護原則，以及他們覺得舊傷復發時該怎麼做。
3. 他們要做健康檢查，以確保沒有既存的心血管風險，因為穿戴腰帶會影響血壓以及腹內壓。
4. 他們要做背部評估，找出他們的動作缺陷以及疼痛機制，接下來進行適當的處理。
5. 他們要承諾進行治療性運動計畫，以建立起我們每個人都有的自然身體腰帶。他們必須持續運動計畫直到逐漸不需要使用腰帶，因為此時正是受傷風險較高的階段。

所以我真的應該要停止伸展嗎？我很享受伸展！

　　對多數人來說，在疼痛減緩計劃早期就做伸展通常是弊多於利的——特別是那些涉及彎曲脊椎的動作。回想一下靜態伸展（伸直拉長後停住），測試時，無法顯示能達到過去所宣稱減少受傷的效果，事實上，脊

椎活動度較大的人，特別是柔軟度較好的，確實是將來會發生背痛的較高風險族群。就算許多人在伸展後能感覺到暫時的舒緩，我還是要再次重申這個觀念，這只是因為伸張反射的刺激所造成的，而這也是你所製造的潛在傷害的假面具罷了。這並不是說所有伸展都不會有任何幫助，我只是警告你，在決定是否伸展時，要非常的明智且審慎。你必須要有具體的理由，比如說，如果目標是增加髖關節活動度，要判斷達到這個目標最好的方法為何，也許選擇較為動態的運動會是比較合適的動作方案。這裡我所指的運動是讓關節持續移動，例如跨步蹲，與靜態伸展推到動作幅度末端並維持不動不同。話雖如此，有些人確實能從胸椎伸張活動度伸展中獲得益處，就像是將你的手肘放在另一個人大腿上的那種運動，這個伸展對於需要矯正站姿，或是隨著年齡累積駝背的人很有幫助。總結來說，伸展必須有理有據，以及有明確的目標，比如說，為了活動度而練習瑜珈，將會危及舉起重物所需的剛性，不可能同時是瑜珈大師也是健力冠軍。此外，伸展的技巧也很重要，必須要正確執行以確保治療效果，而不是讓你的症狀加劇。總而言之，伸展就放在復原計畫進程的後段吧。

那些健身球、彈力帶、重量和健身器材呢？

　　運動用具與配件多不勝數，除了一些進階的運動之外，這裡所介紹的訓練計畫不需要使用任何用具。我能取得任何我想要的背部復健用具，但我選擇不用任何一種，單純是因為我不認為病患復原的過程中，有使用這些用具的必要。一般來說，當運動的目的是要消除疼痛時，我們避免使用工具，比較好的方式是以自身體重訓練身體動得更好並更有體能，一旦疼痛消除了，且訓練目的轉換為提升身體功能以及運動能力時，這時就可以重新導入這些健身「配件」。再次說明，如何在特定的訓練進程中運用這些小用具，在我的《*Ultimate Back Fitness and Performance*》裡頭有說明。

我真的需要每天運動嗎？

是的！當然！毫無疑問！你的身體靠每天的運動滋養，也是整體健康所需要的。每週「健身」（workout）三天的概念是基於肌肉生長（增肌）的健美式訓練哲學，不過這種健美式練法與你的肌肉骨骼系統健康完全無關；每週3至4次達到訓練心率的概念也是個迷思，這是有氧社群推動的觀念，並不適用於試著要減緩背痛的一般人。而且請牢記在心，本書中為背痛病患所勾勒出的每日訓練內容，與那些去健身房試圖想要「精瘦」或增肌的人所做的「健身」完全不同。相反的，我們的每日例行運動，特別是剛開始進行復原計畫的人，要聚焦在漸進式逐步打好堅實的無痛生活基礎，再者，我們最近的研究顯示，每天練習「核心大三」運動能讓脊椎關節產生持久的剛性，進而抑制導致背痛的脊椎微動。每天都要練習你從本書獲得的例行運動——甚至一天練習2次！引用我的朋友帕維爾‧塔索林的話：「一次好的訓練帶給我們的益處，遠大於我們所投入的努力」。

我的膝蓋疼痛，我能怎麼辦？

膝蓋疼痛限制了鳥狗式這類要採用跪姿的運動，你可以試試看穿戴護膝，室內排球用的護膝就有很好的軟墊，也許就足夠幫助你進行這些運動。這些運動的替代方案也很有幫助，鳥狗式的話，可以試著用站姿，透過高度足夠的桌面來支撐自己（回憶一下第九章）；側橋式也可以調整成用站姿來進行（見第九章），以你現有的能力，找出你能做的方法。夠聰明的醫師，在直接處理你膝蓋疼痛的根本原因時，也會評估你的能力與限制，並設計出修改你訓練計畫的方法。

如果我又讓自己受傷了，該怎麼辦？

事實上，許多背部損傷的復原，與身體其他部位很不一樣。以腿部骨

折來說，骨頭會自行癒合，形成強壯的融合結構，而且未來也不會有弱點，然而，背部傷病卻很少能在短時間內復原，之後就拋在腦後；反之，背部傷病必須加以控制。事實上，大多數病患在他們的復原過程中，某些時候都會感覺到輕微的復發，有些症狀又再回來了。例如你有椎間盤疼痛的病史，用不良的姿勢舉起重物後，你可能會開始感覺到急性症狀即將發作。發現這些復發的早期症狀時，用趴著將一個拳頭墊在下巴下方的動作來緩解復發，我們已經證明了，這個姿勢能逆轉即將發作的椎間盤突出，阻止疼痛全面爆發。從這個姿勢試著站起來時，不要移動脊椎（運用肩關節與髖關節），初期的脆弱狀況解決後，回到前面章節的復原計畫第一階段，並且一步一步重新走過每一個階段，一般來說，你將會發現自己復原得比之前要快一些。

飲食因素會導致背痛嗎？

有些人聲稱某些食物或是飲食法會導致背痛，但我自己還是無法確認飲食是主要的原因。比如我曾經聽說過吃辣的食物會刺激腸胃，導致腹部肌肉啟動不良，最終造成疼痛，然而當我跟一些東歐的頂尖舉重團隊討論訓練計畫時，他們透露在奧林匹克競賽以及世界大賽前，會刻意去吃辛辣的一餐來「充飽」他們的爆發力。不過，可以理解的是，對某些人來說，刺激腸道可能會抑制肌肉啟動，或是改變發力時的姿勢。

對於放鬆你有什麼建議？

對你來說，什麼是放鬆的活動？若是行走，除了稍微繃緊腹部肌肉之外，試著不要太過緊張，用輕鬆活潑的態度享受雙手大幅擺盪。若你選擇的活動是閱讀或看電視，避免坐在鬆軟的沙發上——這會強迫你的脊椎屈曲，造成更多的疼痛。你需要一張有腰椎靠墊的硬椅子，閱讀時，將書擺在比腿部或矮桌更高的位置，減少低頭往下看時的頸部屈曲；若是在床上

閱讀，要非常注意你的脊椎與頸部姿勢——別放任腰椎靠向床墊而變平直，或是靠著枕頭讓頸部屈曲往前。保護你的背部——放鬆時，是讓脊椎復原的時間！

性愛呢？

哈！你是不是以為我們永遠不會聊到這個！諮詢時，當我需要說明脊椎動作與髖關節動作的概念時，有時候我會使用視覺化的「深夜運動」，也就是性交的「動作」。許多病患會驚呼，「這就是性愛會如此疼痛的原因嗎？」對許多人來說，單單讓他們意識到脊椎動作會導致疼痛這個想法，就非常有啟發性了，當然，替代的策略就是彎曲髖關節。就算不管這個策略，有句諺語說道：「如果會痛，那你一定是做錯什麼了」或許蠻適合這種狀況的。訣竅就是找個不會導致疼痛，也不會危及脊椎自然弧度的姿勢。

有些人會爭論說，脊椎本來就是設計來動的，所以應該訓練並鼓勵脊椎動作，對於這些人，我通常用以下的示範來回應，證明這只是個迷思。我請他們把加上重量的槓鈴揹在肩上，並且請他們以腰椎為主做「深夜運動」（也就是那個前後反覆「突刺」，見第六章）——通常很快就會產生疼痛，我也證實了我的觀點。

性行為時的基本原則是，如果你在上位，必須運用髖關節；如果你在下位，必須支撐住脊椎的自然弧度，並且避免由你來動作；若你所選擇的動作是站在獨木舟上……那你是我的偶像！

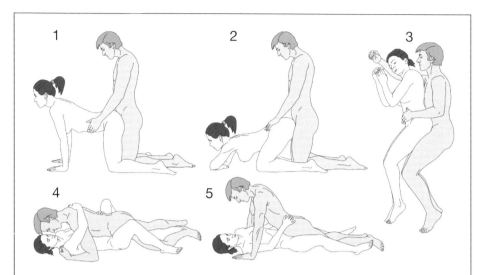

上位的人專注在髖鉸鍊動作而非脊椎動作；下位的人專注在維持中立脊椎，以這樣的原則來調整姿勢，同時也避免個別無法承受的狀況。第一個和第二個體位是最容易維持中立脊椎的姿勢；第三和第四個體位有較高的風險，無法耐受屈曲和伸張動作的人要避免；第五個體位對大多數人來說都很難避免疼痛。

被動治療有用嗎？整脊／按摩／物理治療儀器／牽引？

　　被動治療（別人幫你做事情）非常不可能治癒你受損的背部組織，其中包括物理治療儀器，例如超音波和雷射治療。你必須主動參與你的疼痛控制，這些治療也許會暫時減緩疼痛（或是在某些案例裡也許會增加疼痛），但是它們並未針對問題的根本原因。整脊師無法透過拉回「錯位」的骨頭來修復你的背部，除非你有嚴重的骨折，他們能把分層的膠原纖維重新排列，來幫助椎間盤的外層癒合，但是這必須配合重新教育動作模式，才能移除一開始導致分層的不良動作。按摩也許能透過放鬆肌肉來緩解肌肉疼痛，不過沒有調整姿勢的話，疼痛很快就會復發。被動療法無法

產生能移除造成疼痛的組織應力所需的動作模式、脊椎穩定、以及髖關節活動度。如果你正在與相關執業者配合治療，請確認他們有遵循本書所述的「主動」原則（見下一個問題）。

那整脊師呢？

經常有人詢問我對於整脊師的看法，世界各地都有我會轉介病患的醫療人士——其中有許多就是整脊師。我會轉介的那些整脊師，或許只是偶爾使用徒手來治療背部，但是他們有很多臨床工具在其治療組合裡，包括判斷如何移除造成長期背痛的不良動作。若你的整脊師已經好幾個月都只建議你回去做徒手治療，那他們並沒有在治癒你，研究顯示，對於有些急性椎間盤突出的病患，1到3次的徒手治療可能就能幫助復原，但事實就是事實，目前沒有任何科學證據能支持反覆做徒手治療可以治癒背痛。請記得，整脊的徒手治療不是「把位置跑掉的東西喬回去」，我們的研究顯示，徒手治療的效果大多來自於神經效益，能減緩肌肉痙攣，但有時也會導致反效果——製造了更多痙攣。

你應該找位已經進化到能提供「主動照護」的整脊師：他們能指導你從避免疼痛的策略，到合適的運動計畫，許多這樣的整脊師都熟悉我們的計畫與方法——問問他們是否知道我們的研究。有實際成效的整脊師，會擅長於整合軟組織徒手療法以及本書的技術，如此一來才能造就長期的正面結果。

出於好奇：是什麼讓頂尖的運動員如此頂尖？

我很幸運能有機會與世界上一些最強壯、最快速、和最頂尖的運動員合作——其中包含多種運動項目的奧林匹克選手以及世界冠軍。對於此問題，我的答案是他們的天賦各有不同，但並不是多數人所想的那樣，測驗時他們可能不是最強壯的。速度最快的人，事實上是最會讓肌肉放鬆的

人。肌肉收縮時，會製造出力量與剛性，最快速的運動員可以發出高強度的肌肉收縮來起始動作，接下來則要有放鬆的能力，以讓肢體產生最終速度，對他們來說，核心剛性是做為爆發力的中心，而肢體實際上是放鬆的。所以我會說，最會跳的、最會丟的、最會跑的、最會踢的、最會打的、最會揮杆的等等，都擁有快速收縮肌肉後再極快速放鬆的天賦（比「一般人」快了至多6倍）。除了他們的身體素質，這能力其實是種神經性天賦，肌肉放鬆速率非常難訓練，但也不是不可能。不過在我的諮詢裡，我見過太多案例，這種天生的運動能力，被過多的重量訓練和太不注重神經訓練給毀了。

其他類型的頂尖運動員，他們的身體都擁有良好微調的彈性系統——我也曾見過太多單純愚蠢的伸展選擇搞砸了這個系統，最好的伸展應該是「微調」身體的彈性，而非「完全把身體伸展開來」。當然，心理素質也佔據了運動能力的極大部分——像是求勝的意志、不放棄的心態、訓練的動機等等。有些頂尖運動員也擁有絕佳的個性，但他們的背部呢？他們可能沒有藉由舉起極大重量來訓練超強背部肌力。有興趣的讀者可以閱讀我的另一本著作《*Ultimate Back Fitness and Performance*》，書裡有詳述這些主題。

XXX個簡單步驟就能讓你擺脫背痛！（自己填數字）不要信這個！

對多數人來說，這是個虛假的承諾，XXX個簡單步驟並不存在，也幾乎沒有幸運兒能適用。你現在已經瞭解，要擺脫背痛是件複雜的事，必須先弄懂你個人的背痛開關，才能避免根本的原因。在我的指示下，你所採行的運動能讓你承受負荷和活動，達到充分享受人生的目標。你的努力將是值得的——但這並不輕鬆也不簡單。

第十七章

結論

結論

　　都在這裡了！屬於你的脊椎使用手冊。我希望每一位讀者閱讀到此，都能對自己的背痛有了完整且正確的理解，包括那些我們稱為「疼痛開關」的謎樣刺激因素，還有能幫你重拾無痛生活的步驟和運動。你現在應該有能力寫出你專屬的復原計畫，這包括用心努力去調整你每天的動作模式，以及實際的復健運動種類。

　　復原的過程中，寫下日記或紀錄通常很有幫助，不是用來記錄你的疼痛程度，而是寫下你每天的活動內容，所以你可以回想並檢視昨天所做的事情，並且記下來是什麼讓你感到更好或是更糟。請記得復原是關乎於找到平衡，若你失去了動機，放任自己回到舊的習慣以及忽視你的運動計畫，就無法期待有任何進步。相反的，若你在無痛的日子裡野心太大、把自己逼得太緊，隔天你的身體就會用疼痛來警告你，它還沒準備好。保持動機，保持務實，我有信心你也可以體驗到我的病患每天寫信告訴我的那種轉變！

　　如同先前提過的，這本書是寫給一般大眾看的。對於提升運動表現有興趣，或是想更深入理解背部醫學的讀者，我建議你看我的另外 2 本著作《Low Back Disorders: Evidence based prevention and rehabilitation》以及《Ultimate Back Fitness and Performance》。對於其他的讀者，本書應該已經有你所需要的所有知識了！請記得，復原時如果你回去尋求合格的醫師來提供指引，我會建議你帶著這本書，如此一來，他們能熟悉我的研究，也確保醫師和你能有「共同語言」。但事實還是如此，最好的建議，總是來自於具備正確知識的病患自己！

　　現在，背痛修復的火把已經傳承給各位讀者，我等不及要開始聽你們的各種成功故事了。不管是回到高爾夫練習場，或是跟孩子一起爬入棉被

城堡，或只是能再次摸到自己的腳綁鞋帶，請享受這些成就！恭喜你所花費的精力和時間，現在得到了回報！

　　台灣的讀者們，感謝您選擇了與我共同走過這段復原的旅程。我只要求您答應我一件事，當你持續努力找回你的無痛生活時，也別忘了笑容！

詞彙表

Antalgia 避痛姿勢：因為脊椎的損傷或病灶，導致失去了正常的脊椎弧度。避痛姿勢通常會顯現出脊椎上的「扭折」，而腰椎的屈曲避痛姿勢通常是因為椎間盤突出——這時脊椎會呈現局部的屈曲弧度，此外側向避痛姿勢也常見於椎間盤所導致的急性下背痛。

Compression 壓力：傳經整條脊椎的負荷會造成壓力。這可能會是來自於肌肉的力量，或是來自於施加在身體上的負荷。

Distal 遠端：以腰椎作為身體中心的基準線，身體其他所有部位都在腰椎的遠端，比如說肘關節在肩關節的遠端。

Kyphosis 脊椎後凸：胸椎（那些與肋骨連結的椎骨）弧度的名稱。與駝背姿勢或是老化有關的明顯弧度，稱為過度脊椎後凸（hyperkyphosis）。

Lordosis 脊椎前凸：下背正常弧度的名稱。失去弧度稱為脊椎前凸不足（hypolordosis），明顯弧度稱為過度脊椎前凸（hyperlordosis）。

Neural tension 神經張力：在整條神經的某處受到夾擠會造成的神經緊繃。這會導致特定部位的神經變緊，通常會產生疼痛，也就是神經張力。這經常會被誤以為是肌肉緊繃。

Neutral Spine 中立脊椎：直挺站立時正常脊椎的形狀（除非有姿勢異常）。這是脊椎最放鬆的位置，而且沒有關節彎曲遠離中立時所產生的關

節張壓。

Proximal 近端：以腰椎作為身體中心的基準線，是身體其他所有部位的最近端，所以肩關節在肘關節的近端。

Shear 剪力：剪力軸與壓力軸成垂直（見壓力）。作用在脊椎關節上的剪力，可能會是來自於肌肉的力量，或是來自於施加在身體上的負荷。

Stiffness 剛性：雖然聽起來是個負面詞，但健康的脊椎必須透過肌肉產生的剛性，才能有承重而不崩塌的能力，脊椎與軀幹也需要剛性，才能讓手臂與腿部做出有效率的動作。剛性能阻止穩定脊椎關節的微動，消除某些類型的疼痛。

Torque（Moment）扭力：轉動的力量，比如說，附著於骨頭上的肌肉，製造出關節轉動的扭力。扭力讓關節能承受靜態負荷，並移動讓動力鏈活動的身體肢段。

動作

Flexion 屈曲：直挺站立並放鬆時，脊椎往前彎曲──這稱為屈曲。坐姿、整理花園都是會導致脊椎屈曲的活動。

Extension 伸張：從中立姿勢往後彎曲稱為伸張動作。雙手過頭往上伸會造成伸張。

Bending 彎曲：將脊椎偏遠離中立姿勢往任何方向移動稱為彎曲。類似於彎曲樹枝，會在脊椎產生應力。

肌肉

Erector Spinae 豎脊肌：所有脊椎伸肌統稱為豎脊肌。

Gluteus maximus**臀大肌**：最大的臀部肌肉，主要是外旋與伸張髖關節。臀大肌較低的部位在深蹲時最為活躍，而較高的部位在行走、跑步、以及變換方向時較為活躍。

Gluteus medius**臀中肌**：位於兩側較高位置的臀部肌肉。是行走、跑步，以及支撐骨盆做為脊椎的水平平台時不可或缺的部位。

Gluteus muscles**臀部肌群**：所有臀部的肌肉合在一起就是屁股。

Latissimus Dorsi**背闊肌**：重要的脊椎穩定肌和伸張肌，也是連結上臂與軀幹的主要擺臂肌。背闊肌負責所有拉的活動，讓脊椎處於能安全承受負荷的狀態，提升每天生活所需的動作能力。

Multifidus**多裂肌**：由可橫跨1節、2節或3節脊椎關節的小條肌肉所組成。這些條狀肌肉負責單一關節的動作控制，也是脊椎伸張肌。

Oblique muscles**腹斜肌**：腹外斜肌與腹內斜肌，和腹橫肌層層交疊形成腹壁。它們能繃緊核心或軀幹，增加脊椎的穩定，能夠做出扭轉動作，並為諸如投擲與揮竿等活動儲存彈性能量。幾乎所有日常生活活動，都必須用上這些肌肉。

Rectus Abdominis**腹直肌**：腹部前方的「六塊肌」。形成數條腹部肌群的連結點，對於脊椎剛性十分重要，它也是軀幹的屈肌。

Quadratus lumborum**腰方肌**：這條肌肉經過腰椎的兩側，附著於每一節椎體。所有承受負荷的活動都需要它的參與，因為它屬於脊椎的主要拉張系統，是繃緊承受負荷時必要的支柱。

附錄

活動紀錄以及運動紀錄

疼痛與活動能力

做到每週都有正面的症狀減緩極其重要，你將會忘記自己一個月前的感受。這個紀錄將會幫助你「持續記錄」你的進步過程。

活動	週									
	1		2		3		4		5	
	是	否	是	否	是	否	是	否	是	否
這週我曾有無痛的時刻										
我可以走XX分鐘才會開始疼痛（寫下分鐘）										
我可以坐著XX分鐘才會開始疼痛（寫下分鐘）										
在床上時我會背痛										
在床上翻身時我會背痛										
我可以從椅子上無痛的拿起20磅（9公斤）的東西										
現在可以無痛進行的活動（將活動寫下來）										
活動1										
活動2										
活動3										
活動4										
活動5										
活動6										
活動7										

運動紀錄

活動		週									
		1	2	3	4	5	6	7	8	9	10
一天行走三次（行走時間）	第一次										
	第二次										
	第三次										
改良式捲腹（維持10秒）（例：反覆次數6-4-2）											
側橋式（維持10秒）（留意姿勢）											
鳥狗式（維持10秒）（姿勢和組數／反覆次數）											
其他運動：	貓／駝式										
	推系列（檯面上扶檯挺身、地面上伏地挺身）										
	拉系列（TRX拉，引體向上）										
其他訓練動作寫這裡											